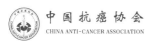

中国抗癌协会
CHINA ANTI-CANCER ASSOCIATION

药物临床研究

中国肿瘤整合诊治技术指南（CACA）

CACA TECHNICAL GUIDELINES FOR HOLISTIC INTEGRATIVE MANAGEMENT OF CANCER

2023

丛书主编：樊代明

主　　编：徐兵河　沈　琳　周彩存

U0244817

天津出版传媒集团

天津科学技术出版社

图书在版编目（CIP）数据

药物临床研究 / 徐兵河, 沈琳, 周彩存主编 . -- 天津 : 天津科学技术出版社, 2023.6

（"中国肿瘤整合诊治技术指南（CACA）"丛书 / 樊代明主编）

ISBN 978-7-5742-1035-6

Ⅰ . ①药… Ⅱ . ①徐… ②沈… ③周… Ⅲ . ①肿瘤—临床药学—研究 Ⅳ . ①R979.1

中国国家版本馆 CIP 数据核字（2023）第 060255 号

药物临床研究
YAOWU LINCHUANG YANJIU

策划编辑：	方　艳
责任编辑：	李　彬
责任印制：	兰　毅
出　　版：	天津出版传媒集团 天津科学技术出版社
地　　址：	天津市西康路 35 号
邮　　编：	300051
电　　话：	（022）23332390
网　　址：	www.tjkjcbs.com.cn
发　　行：	新华书店经销
印　　刷：	天津中图印刷科技有限公司

开本 787×1092　1/32　印张 5.625　字数 80 000
2023 年 6 月第 1 版第 1 次印刷
定价：66.00 元

编委会

丛书主编

樊代明

主　编

徐兵河　沈　琳　周彩存

副主编

张　力　马　飞　巴　一　张艳桥　李　健　潘宏铭
苏春霞　李文斌　赵洪云　刘天舒　邓艳红　顾康生
熊建萍　陈锦飞

编　委（按姓氏拼音排序）

蔡世荣	曹　烨	常建华	陈公琰	陈晓媛	邓　军
邓　婷	樊　英	冯国生	高晨燕	龚继芳	管晓翔
韩全利	何　静	何雅億	何忠虎	黑永疆	胡夕春
黄　岩	江　旻	李　宁	李　琦	李　蓉	李　玮
林冬梅	刘　畅	刘　丹	刘芳芳	刘基巍	刘云鹏
卢　铀	陆建伟	潘跃银	钱雪明	秦艳茹	沈丽达
盛伟琪	时　阳	史李烁	史美祺	孙　健	孙　涛
唐　玉	佟仲生	汪　来	王　峰	王慧娟	王佳妮
王佳玉	王立峰	王亚敏	王　屹	王哲海	吴敬勋
谢　琳	徐柏玲	徐　农	徐　霆	徐艳君	薛　冉
阎小妍	阎　昭	杨建新	杨树军	杨顺娥	姚　煜

目录 Contents

第一章

抗肿瘤药物临床研究概述

恶性肿瘤是严重威胁人类健康的重大疾病，肿瘤领域未被满足的临床需求仍然较大，抗肿瘤新药研发成为弥补这一需求的有力手段。伴随过去十年我国一系列激励政策指引，以及医政、药监部门出台的大量服务及利好临床研究措施，中国肿瘤药物临床研究获得蓬勃发展，2009年至2018年十年间，共1493项注册临床试验被发起；年均增长达33%，增速自2016年加快。中国临床研究机构能力大幅提升，牵头单位数量年均增长率达34%，中国的肿瘤临床研究数量、质量和医疗机构研发能力都有极大提高，拥有自主知识产权的中国新药创制也应运而生。以靶向治疗、免疫治疗药物为代表的大量创新药物爆发性进入临床研究，逐步在世界上崭露头角。抗肿瘤药物临床研究以临床需求为导向，为患者提供更优治疗选择的研发理念也逐渐成为业界共识。

本指南旨在对抗肿瘤药物临床研究的研究形式、试验分期、作用机制、伦理审查、试验流程、患者需求、疗效及不良反应评价等方面进行系统性概述并加以总结，为我国抗肿瘤药物研发策略及相关决策提供证据支持。为实现抗肿瘤药物临床研究的根本价值即解决临床需求、实现患者获益最大化提供切实有效的建议和参考。

一、历史、现状及发展趋势

抗肿瘤药物临床试验始于20世纪40至50年代，历经80余年发展，从最初的非随机、单中心、回顾性试验，逐渐向随机、国际多中心、前瞻性临床试验方向发展。

20世纪40至50年代，研究人员开始大量寻找和研制抗肿瘤新药，如Gilman和Philips等用氮芥治疗淋巴瘤，被认为是近代肿瘤化疗的开端。随后我国也开始抗肿瘤新药的研制，如更生霉素（放线菌素D）。20世纪60年代，国际上开始重视临床试验方法并大量筛选抗肿瘤药物，并逐步形成药品临床试验管理体系，其标志是沙利度胺（又称反应停）事件。此时，我国学者也提出了科学的临床试验方法，并研制了三尖杉酯碱等抗肿瘤药物。20世纪70至80年代，各国药品临床试验规范化和法治化管理体系逐步形成，有效新药迅速增多。1985年我国颁布第一版《药品管理法》并成立药品审评委员会。20世纪90年代以后，药物临床试验管理国际统一标准逐步形成。1991年"人用药物注册技术国际协调会议（ICH）"首次召开，并制定了《药物临床试验管理规范（E6）》。1993年WHO也制定了《WHO药物临床试验规范指导原则》。目前世界各国的临床试验，特别是多国、多中心的药物临床试验，均以ICH和WHO临床试验规范指导原则为参照标准，使药品临床试验规范化管理进入国际统一标准的时期。我国也不例外，1998年颁发了《药物临床试验管理规范》试行版，1999年出台正式版。

2009年至今，抗肿瘤新药研发如火如荼地在全球广泛开展，我国抗肿瘤药物临床研究也在蓬勃发展。尤其是2015年以来，药监部门联合各大部委出台了一系列深化药品审评审批制度的改革措施，以加快药品上市审评审批、促进新药研发和仿制药发展，抗肿瘤药物成为所有治疗领域中研发最热投入最多的领域。通过近20年努力，我国抗肿瘤新药研发能力与国际差距逐渐缩小。国家级抗肿瘤药物临床试验中心的建立，大大提高了抗肿瘤药物临床研究水平，国际多中心临床试验项目显著增多。

二、GCP的概念及主要原则

药物临床试验质量管理规范（good clinical practice，GCP）是规范药物临床试验全过程的标准，包括方案设计、组织实施、稽查、检查、记录、分析总结和报告，适用于各期临床试验、人体生物利用度或生物等效性试验。如前所述，ICH在1991年即制定了《药物临床试验管理规范》。目前，世界多数国家均以法律法规形式，制定并发布了本国的GCP，我国也不例外，《中华人民共和国药品管理法》明确规定，临床试验机构必须执行药物临床试验质量管理规范。

GCP基本原则的宗旨是为了保护受试者权益及安全、保证药物临床试验过程规范，结果科学可靠。伦理性和科学性是GCP的两大核心理念。根据ICH-E6指导原则，细化来讲，包括13项基本原则：①临床试验实施应依据《赫尔辛基宣言》的伦理原则，同时应符合药物临床试验质量管理规范（GCP）及现行管理法规；②在试验开始前，应权衡可预见风险和受益，并比较每名受试者风险和社会预期受益，临床试验只有在预期受益大于其风险时才能予以启动和继续；③受试者权益、安全和健康应是首要考虑，并应优先于科学及社会利益；④一种试验药物应有充足临床及非临床资料来支持进行临床试验；⑤临床试验应具有良好科学性，并应在试验方案中明确详细描述；⑥临床试验实施应与已被机构审查委员会或独立伦理委员会给予批准或同意的试验方案相一致；⑦给予受试者医疗保障以及为受试者做出医疗决定是合格的医生责任；⑧每位实施试验的人员均应在教育、培训和经验方面具有资格来完成其任务；⑨参加试验前应获得每位受试者出于自愿的知情同意；⑩所有临床试验资料应能确保其被准确报告、解释及核对方式来记录、处理和保存；⑪应对可识别受试者的记录进行保密，并遵从现行管理法规中有关隐私权及保密性规则；⑫试验用药应依据现行药品生产质量管理规范（GMP）进行生产、管理和保存，并依据被批准的试验方案使用试验用药；⑬应建立并实施能确保试验各方面质量的程序系统。

第二章

——抗肿瘤药物临床研究启动
时机及临床前数据要求

任何新药进行人体研究前，必须提供主要临床前（也称非临床）数据，证明其可进行临床研究的启动。抗肿瘤药物临床前研究应阐明以下问题：药物具有抗肿瘤活性的生物学可信度；预计合理的安全性；预计对患者获益；关于起始剂量的充足信息。根据国家食品药品监督管理总局于2018年1月25日发布的《新药Ⅰ期临床试验申请技术指南》，需提交非临床研究结果材料包括非临床研究综述、药理作用总结报告、毒理研究总结报告、药代动力学总结报告及各项研究报告。

一、临床前疗效数据（非临床药理学）

临床前疗效数据需概述体内外药理作用及其作用机制，以及次要药效学信息。新药的药效学研究应采用公认的体内外试验系统和指标来开展，尽量采用更新的体内模型来开展作用机理相关的有效性研究，并提供药效与暴露关系的研究信息。药效学研究应提示新药与临床疾病治疗的相关性和有效性潜能。

目前大多数抗肿瘤新药大都是针对某一特定分子靶点而设计，在首次人体临床研究前，需提供数据以明确这些药物的分子靶点。研究手册或研究方案需提供相关药物靶点背景信息，并通过基于在细胞及动物模型中各种实验数据证明针对某一类肿瘤靶向特定靶点的治疗是否有效。

尽管药物监管部门并未规定专门针对疗效研究的实验室模型，国际协调会议（international conference of harmonization，ICH）在《关于临床试验注意事项的ICH指南》中提及非临床药理学研究应包括：作用机制、剂量-反应关系及临床给药途径的研究。

二、临床前毒理学研究

临床前毒理研究应阐述毒性反应程度、严重性和持续时间、剂量相关性、可逆性、种属及性别差异。特别关注重复给药毒性反应信息、动物死亡、病理学检查、局部耐受性、其他需特别说明问题。根据药物特性和人体研究分期，可能需要特殊研究信息，如大分子药物需增加组织交叉反应，免疫原性和免疫毒性的相关研究。

毒理研究结果评价应关注毒性反应相关逻辑评价，并说明外推人体的风险预测。评价因素包括动物种属、动物数量、给药剂量、给药周期、暴露量及其与人体最大暴露量的相关性，毒性试验结果应明确说明最大无毒性反应剂量（no observable adverse effect levels, NOAEL）、最大耐受量（maximum tolerated dose, MTD）和/或10%

动物出现严重毒性反应剂量（severely toxic dose，STD）、最高非严重毒性剂量（highest non-severely toxic dose，HNSTD）及其暴露量信息。建议以表格形式说明。

基于毒理学数据来确定药物预期安全性与评估获益可能性同样重要。国际协调会议（ICH）已制定针对人体试验前新药非临床安全性（毒性）评估指南（M3、S4A、S6和S7A）。

三、动物药代动力学研究

应阐述分析方法可行性、药代动力学/毒代动力学参数、吸收与组织分布、代谢、排泄，以及药效和毒性问题引起的生理变化，如疾病状态的影响、抗体生成、交叉反应性等。如已有人体研究还应比较非临床研究中动物和人体的代谢和暴露量，阐述非临床研究结果对人体潜在不良反应的预测作用。具体参见非临床药代动力学技术研究指导原则。

从动物研究中获得的药物分布、吸收和代谢信息为药物临床发展提供许多有益数据。关于药物在主要器官如肝、肾等的排泄和（或）代谢作用的知识有助于决定临床研究中患者入组标准和排除标准。

最后，应尽可能将 PK 数据与动物研究中正常或肿瘤组织中靶效应程度的改变相关联（PK-PD研究）。这些实验可在剂量、暴露和药物靶点等方面提供重要信息，有助于在人体临床试验中选择合理剂量。

四、关联性分析：临床前检测方法的开发用于临床研究

目前已有多个基于生物标志物筛选患者人群的抗肿瘤药物获批上市。研发经验表明，通过有效生物标志物精准筛选潜在获益人群，有助提高临床试验成功率，还能避免将获益可能性小的患者人群暴露于不必要的安全性风险之中。国家药监局药审中心2021年发布《生物标志物在抗肿瘤药物临床研发中应用的技术指导原则》指导抗肿瘤化学药和治疗用生物制品临床研发中生物标志物的应用，鼓励在药物研发早期阶段广泛收集生物标志物信息，同时逐步建立成熟可靠的生物标志物检测方法包括NGS或免疫组化等方法，为后续在确证性临床试验中应用生物标志物打下基础。

临床前测定方法的研发应该采用来自经治动物的被切除肿瘤或组织，以便在未来临床检测时，将靶点治疗前后的变化与药物剂量、PK以及抗肿瘤效应进行关联分析，就是必须对荷瘤动物进行多次处理，并且要在不

同的时间点和剂量水平对其血液和组织取材。来自患者的、切除用于诊断或治疗的离体肿瘤组织同样可用于检测方法的研发和试验。这一方法必须在获得患者知情同意后才可进行。

总之，抗肿瘤药物可进入早期临床试验的前提是证实药物安全有效，临床前试验应围绕此目的在细胞及动物试验证明新药对特定靶标的调控作用及对表达此靶标的肿瘤的抗肿瘤活性、安全性及其特点。其结果能否支持最初的立题假设，是评估研究结果能否支持其后续非临床和临床开发的关键。

第三章

抗肿瘤药物临床研究的
类型及考虑要点

一、以研究形式区分

（一）研究者发起的研究（IIT研究）

研究者发起的抗肿瘤药物临床研究（investigator-initiated clinical trials，IIT），是指医疗卫生机构开展的，以人个体或群体（包括医疗健康信息）为研究对象，不以抗肿瘤药物注册为目的，研究抗肿瘤药物疗效及安全性等内容。

医疗卫生机构开展临床研究，主要目的旨在探索医学规律、积累医学知识，推动医学发展，为肿瘤疾患诊治提供更新、更好方法或手段，不应以临床研究为名开展超范围临床诊疗或群体性疾病预防控制活动。

IIT根据研究者是否基于研究目的主动施加某种干预措施可分为观察性研究和干预性研究，在研究设计上均应遵循相应规范，特别是干预性研究的干预措施设计应当符合医学基本理论和伦理规范、具有扎实前期研究基础、制定科学规范的研究方案和风险预案、通过科学性审查和伦理审查。在具体实施过程中，开展临床研究的医疗卫生机构应当设有临床研究管理委员会，并明确专门部门负责临床研究管理，即负责临床研究立项审查、过程管理、质量管理、合同管理、结项管理和档案管理等工作，并协调科学性审查和伦理审查。医疗卫生机构应当按照《涉及人的生物医学研究伦理审查办法》要求，建立医疗卫生机构伦理（审查）委员会，健全工作制度，提供工作条件，保障伦理（审查）委员会独立开展伦理审查。

（二）医药企业发起的药物临床试验（IST）

医药企业发起的药物临床试验（industry-sponsored clinical trial，IST）是指以人体（患者或健康受试者）为对象的试验，旨在发现或验证某种试验药物的临床医学、药理学以及其他药效学作用、不良反应，或试验药物的吸收、分布、代谢和排泄，以确定药物疗效与安全性的系统性试验。研究需依据《药物临床试验质量管理规范》进行，为后续依据《药品注册管理办法》申请新药注册必经的法定程序。

在新药开发过程中，临床试验的目的主要包括：评价新药潜在临床应用价值和确定新药最佳使用方法。根据研究目的可把临床研究分为人体药理学研究、治疗作用探索类研究、治疗作用确证类研究及药物临床应用研究。通过评价新药潜在临床应用价值，有助于定量评价一种新药的使用前景和市场前景，并作为说服药品监督管理部门和医生接受该药物的主要依据。临床试验在新药研究开发和药品上市中的意义主要包括三方面：为新药审评和注册提供法规要求的申报材料；为企业制定新药及市场开发抉择提供依据；为医生和病人使用新药提供依据。此外通过临床试验对药物经济学进行评价，还可评价新药在使用费用上是否是有利的。

IST设计及实施需严格依据《药物临床试验质量管理规范》进行。临床试验方案常包括基本信息、研究背景资料、试验目的、试验设计、实施方式（方法、内容、步骤）等内容。试验方案应清晰、详细、可操作，在获得伦理委员会同意后方可执行。申办方和药物临床试验机构都应建立临床试验的质量管理体系，贯穿临床试验全过程。

（三）真实世界研究

真实世界研究（real world study，RWS）起源于药物上市后评价的实用性临床研究（pragmatic clinical trial，PCT），针对具体临床医疗问题，在日常环境下收集与研究对象健康状况和（或）诊疗及保健有关的多种资源数据，即真实世界数据（real world data，RWD），抑或是基于这些数据衍生的汇总数据，通过分析，获得药物使用价值及潜在获益、风险等临床证据的研究过程。

传统的临床试验如随机对照试验（randomized controlled trials，RCT）对研究对象的选择、干预措施的应用有严格限定，但同时却大大削弱了其普适性，加上RCT要耗费巨大人力、财力和时间，愈来愈多专家认识到RCT的局限性。相比于RCT，RWS研究目的多样、研究人群宽泛，所产生的真实世界证据（real world evidence，RWE）既可用于支持药物研发与监管决策，也可用于其他医学目的（如不以注册为目的的临床决策等）。

RWS的基本设计包括观察性和实验性研究。观察性研究是RWS运用较广泛的设计方案，包括横断面研究、注册登记研究、病例对照研究及其衍生类型、队列研究（前瞻性、回顾性或双向性）、病例系列及病例个案报告等。实验性研究即为PCT，包括实用性随机对照试验（pragmatic randomized controlled trials，PRCT）和基于注册登记研究的随机对照试验（registry-based randomized controlled trials，RRCT），也包括非随机对照、前后对照、自适应设计等其他实验性研究方案。

RWS的落地实施需关注样本量计算、伦理评估、患者随访管理、数据管理、统计分析及质量控制等内容。《中国临床医学真实世界研究施行规范》对上述内容给出了相关指导意见，为开展RWS相关人员提供参考。

二、以试验分期区分：Ⅰ期—Ⅳ期临床研究

按照研发阶段分类，抗肿瘤新药的临床研究过程分为Ⅰ、Ⅱ、Ⅲ和Ⅳ期临床试验。其中Ⅰ—Ⅲ期在新药批准上市前完成，Ⅳ期为新药上市后应用研究阶段。

（一）Ⅰ期临床试验

抗肿瘤药物Ⅰ期临床试验通常是试验药物首次进入人体的研究，单次/多次给药剂量递增研究是本阶段的核心内容，常含安全耐受性评价和临床药代动力学（PK）评价等，以获得单次/多次不同给药剂量下的安全耐受性、PK特征、线性范围及蓄积程度等数据。主要目标是确定人体最大耐受剂量和（或）Ⅱ期推荐剂量（recommended phase 2 dose，RP2D），并收集有效性早期证据。

1.研究人群

恶性肿瘤作为严重危及生命的一类疾病，临床需求很大程度上未被满足，患者吸须尽早获得可能有效的新的治疗机会，因此抗肿瘤药物Ⅰ期研究常在肿瘤患者中

开展。出于伦理要求，Ⅰ期研究应首先选择标准治疗失败或不耐受、尚无有效治疗手段的晚期患者。

2.剂量递增设计

剂量递增研究的起始剂量和最大剂量应基于全面非临床药理学数据确定，充分考虑研究药物在体内的动态过程及其与生物学效应的关系。一般采用改良Fibonacci法设计剂量爬坡方案。剂量限制性毒性（dose limiting toxicity，DLT）是爬坡停止的关键条件，建议根据研究药物的毒性特性，并参考同类药物的重要毒性完善DLT定义，注意保留足够观察期。

剂量递增设计方法分为三大类：一是基于规则的设计，不依赖于统计建模，如传统的"3+3"设计及其衍生设计；二是基于模型的设计，如连续重新评估方法（continual reassessment method，CRM）；三是模型辅助设计，具有与基于模型的设计相当的性能，而目标毒性概率和队列大小更具灵活性，如改良毒性概率区间（modified toxicity probability interval，mTPI）设计和贝叶斯最优区间（bayesian optimal interval，BOIN）设计。为避免过多受试者暴露于无效剂量，对靶点机制明确、非临床研究充分的药物，可考虑加速滴定设计。

联合方案的探索可能涉及两个甚至多个药物剂量的变化，需根据不同药物不同剂量的组合方式来设计剂量递增。

3.扩展队列研究

在抗肿瘤药物临床研发中，有时会在初始剂量递增阶段获得一定数据后或紧随剂量递增研究后在一个或多个肿瘤适应证中开展扩展队列研究，以进一步探索研究药物的安全性和抗肿瘤活性。每个扩展队列研究都须具备充分的科学依据，样本量估计应具有合理性。为降低试验风险和充分保护受试者，此类研究应制定详细风险管理计划并严格执行。

4.药代/药效动力学（PK/PD）研究

PK/PD研究是创新临床药理学研究的核心内容之一，贯穿临床研发始终，可用于指导后续临床试验用法用量的选择和优化，有助于提高新药临床研发的成功率。单次/多次剂量递增研究阶段即可尽量收集和检测药物PK、有效性和安全性的相关指标，尽早建立给药剂量-暴露量-效应间的关系。药效学指标包括疗效和不良反应两方面，其中疗效指标通常是与药物作用靶点相关的生物标志物或替代终点，它们与临床终点相关性越强，分析结果越可靠。

（二）Ⅱ期临床试验

Ⅱ期临床试验又称探索性临床试验，可分为Ⅱa期（疗效探索）和Ⅱb（剂量探索），主要目的是初步探索研究药物对目标适应证人群的有效性，并为确证性临床试验确定给药剂量和给药方案。Ⅱ期临床试验是新药研发中一个重要阶段，可及早明确研究药物有无继续研发价值，降低后续开发风险。

1.研究人群

一般选择目标适应证人群，肿瘤适应证选择须基于临床前或早期临床数据支持。

2.研究设计

抗肿瘤药物Ⅱ期临床试验可选择单臂设计，也可选择随机对照设计。Simon二阶段设计常用于此阶段单臂研究，通过设定早期无效终止条件，以限制暴露于无效药物的受试者数量，使试验设计更加符合伦理要求。近年来Ⅱ期研究也引入一些新型设计方法，如主方案设计[包括伞式研究（umbrella trial）、篮式研究（basket trial）和平台试验研究（platform trial）]，大大提高了靶向药物筛选效率和成功率。

3.研究终点

基于探索性研究目的，主要终点常选客观缓解率（objective response rate，ORR）、无进展生存期（progression-free survival，PFS）等替代终点。ORR作为主要终点，可采用单臂设计，首选独立影像学审查。获益评价时还需关注缓解深度和缓解长度，同时分析缓解持续时间（duration of response，DOR）、至缓解时间（time to response，TTR）和（或）疾病控制率（disease control rate，DCR）等指标。采用PFS、TTP等时间-事件终点指标，需进行随机对照研究，试验组和对照组的评估时间间隔应相同，否则将会引入偏倚。

4.剂量探索研究

确定最佳给药剂量和给药方案是Ⅱ期研究阶段另一重要目标，推荐对多个剂量水平或不同给药频率等不同给药方案进行探索，常用平行剂量效应设计（随机、对照、平行、多个固定剂量）进行暴露-效应关系分析（PK/PD研究），为确证性临床研究用法用量的选择提供支持性证据。

（三）Ⅲ期临床试验

Ⅲ期临床试验又称确证性临床试验，主要目的是在

Ⅱ期研究基础上进一步确证适应人群的临床获益情况，为获得上市许可提供充分证据。

1.研究人群

通常纳入目标适应证人群。设计入排标准时，需考虑人群代表性，入组受试者尽可能接近临床实践中患者的特点和组成。对某些分子靶向药物和免疫治疗药物，基于前期充分数据支持，可基于生物标志物富集策略选择最有可能获益的受试者。

2.研究设计

Ⅲ期试验设计对统计学考虑要求较高，常用随机盲法对照试验设计，整体Ⅰ类错误率和把握度须严格控制在一定水平。如因某些原因只能使用开放设计，则须采取严格措施控制潜在偏倚。对照药应是临床实践中被广泛应用的最佳治疗方式/药物，针对研究药物疗效的关键假设须兼具统计学意义和临床意义，体现以临床价值为导向的研发理念。随着抗肿瘤领域临床试验设计方法学不断创新，一些新颖试验设计方法，如适应性无缝剂量选择设计、两阶段适应性设计、富集设计和主方案设计等得到广泛关注并合理应用，大大提高了临床研发效率。

3.研究终点

Ⅲ期临床试验是支持抗肿瘤新药上市申请的关键性研究，主要终点的合理选择对新药获益评价及能否上市至关重要，需要结合治疗线数、生存期长短、替代终点的可替代性及监管要求等多方面因素整合决策。总生存期（overall survival，OS）相对客观且精确可测，是公认的衡量抗肿瘤药物临床获益的金标准。若目标适应证生存期相对较长，替代终点与临床终点相关性较好，监管机构充分认可时，主要终点也可选择PFS、DFS、EFS、BOR、ORR、CR、pCR、MPR等替代终点，此时建议将OS作为关键次要终点。近年，因具备获得阳性结果机会更多、时机更早等优势，OS+PFS、OS+ORR、OS+DFS、EFS+pCR等多终点设计在抗肿瘤药物确证性Ⅲ期试验设计中越来越常用。

4.PK/PD研究

根据研究目的和可操作性，确证性临床研究中仍可整合暴露-效应关系分析（PK/PD研究）和群体PK研究，为用法用量和药品说明书撰写提供支持性证据。建议前瞻性设计采样时间表，收集尽可能多患者的PK数据，以提高分析结果可靠性。

（四）Ⅳ期临床试验

Ⅳ期上市后研究旨在广泛使用条件下进一步考察新药疗效和不良反应，为完善给药方案提供临床证据。根据研究目的分为两类：一是依据法规要求必须进行的上市后安全性研究和注册批件中要求完成的研究内容；二是上市后要求以外，申请人或第三方承诺或自行实施的研究。研究内容常包括特殊人群药代动力学研究、药物间相互作用、长期或大样本安全有效性、药物经济学，以及进一步支持药物用于许可的适应证的终点事件研究等（例如：死亡率/发病率的研究等）。

三、以作用机制区分

（一）化学治疗

化疗是肿瘤治疗的基石，通过药物的细胞毒作用杀伤瘤细胞。近年，化疗药物也发展出了新类型和新结构。钌基化疗有望成为铂类化疗的替代物，或在铂类耐药的肿瘤治疗中发挥疗效，抗体药物偶联物（ADC）通过抗原抗体特异性结合大大增加了小分子药物的有效性。目前，化疗药物常作为临床试验中的标准治疗组，或用于抗肿瘤联合治疗。联合治疗的目的为提高药物疗效或治疗便利性、降低不良反应。在开展临床试验前，应具有联合治疗机制的合理依据及相对完善的单药临床数据。此外，由于化疗药物的潜在毒性，为避免健康志愿者遭受不必要损害，Ⅰ期临床研究应在肿瘤患者中进行，在此阶段同时观察药物疗效和耐受性。对毒性较低的化疗药物，也可分别选择健康志愿者和肿瘤患者进行临床试验。

（二）内分泌治疗

内分泌治疗与内分泌靶器官的肿瘤密切相关，如乳腺癌、前列腺癌、甲状腺癌和垂体肿瘤，在肿瘤综合治疗中占重要地位。随着治疗药物越来越多，内分泌治疗进入靶向治疗时代，从单药到双药，再到多药、多靶点、多组合，例如联合抗 HER2 治疗药物、mTOR 抑制剂、CDK4/6 抑制剂和 PI3K 抑制剂等。近年，又出现了内分泌联合免疫治疗的大胆尝试。联合治疗拓宽了内分泌治疗的应用范围，因此如何优化治疗时序以提高治疗敏感性、延缓疾病进展及推迟化疗时间是临床试验设计需仔细考虑的问题。对一线和二线治疗，需要考虑治疗方案设计，如单药还是联合治疗、联合配伍药物的选择等。对三线及以后治疗，内分泌治疗更应考虑靶点和生物标志物的检测，根据相应靶点精准设计联合治疗药物。此外。也要关注临床试验中联合治疗的不良反应。

（三）靶向治疗

靶向治疗是以肿瘤细胞膜或细胞内特异性高表达分子作为靶点，作用于瘤细胞，阻断生长、转移或诱导凋亡，同时降低对正常细胞的杀伤作用。传统的 I 期临床研究目的常为药物的最大耐受量（MTD），而靶向药物 I 期临床研究的目的是确定药物的最佳生物学剂量。由于靶向药物剂量、疗效和毒性反应间的关系并不密切，在毒性反应可耐受前提下，用药代动力学或生物学相关的研究终点衡量剂量效应关系可能比毒性反应更为合适，从而确定 II 期临床试验推荐剂量。在 II 期临床试验中，客观缓解率（ORR）是最常用研究终点之一，考虑到一些靶向药物不能使肿瘤明显缩小，但可延长患者生存期，无进展生存期（PFS）、疾病进展时间（TTP）更适合评价这些药物的疗效。随着肿瘤整合治疗理念的普及，一些新型临床试验设计旨在提高试验效率和充分利用小样本患者亚群，如篮式试验、伞式试验、平台试验和包含扩展队列的 I 期临床试验。这类试验由一系列子研究组成，最后整合共享试验设计和实施要素，其主方案包括了组织或血液样本收集、生物标志物分析和由生物标志物定义的特定人群等总体试验框架。在各类临床试验中，无论采用何种设计，都需尽可能采集肿瘤组织或替代组织检测靶点表达，进一步明确治疗靶点表达和研究药物临床疗效间的关系。

（四）免疫治疗

免疫治疗旨在通过激活患者自身免疫系统，从而杀伤肿瘤。免疫治疗的疗效评价模式不同于传统细胞毒药物，存在假进展现象。例如在晚期黑色素瘤多个临床试验中，前12周肿瘤增大或有新病灶出现，但在停药后随访时，肿瘤出现客观缓解（PR）或疾病稳定（SD），或出现新病灶的同时其他病灶缩小，这些治疗模式均可使患者受益。因此，正确评估此类药物疗效需用整合医学新思维，采用新的评价标准，即免疫相关疗效评价标准（modified RECIST1.1 for immune based therapeutics, iRE-CIST）。持续的SD可能反映药物的抗肿瘤活性，早期应答表现为疾病进展（PD）者需要经过间隔不少于4周重新评估，而iRESIST有助于早期发现免疫治疗药物的活性。此外，免疫治疗时代研究终点的探索与选择尤为重要，无进展生存期（PFS）常被用于评估进展的临床终点，由于免疫治疗延迟应答的特点，总生存期（OS）是衡量临床获益的金标准，一些临床研究也会将PFS和OS设为主要研究终点。考虑到OS数据较长的随访时间，主要病理学缓解率（MPR）和无疾病生存期（DFS）也可作为早期肺癌免疫治疗临床研究的替代终点，但仍需关注它们对于OS的转化，如仅有短期获益不足以颠覆现有治疗模式。相比于传统研究，免疫治疗临床研究的安全性评估纳入的指标还包括免疫治疗相关不良反应（immune-related adverse events, irAE）。免疫治疗生物标志物对筛选适合人群，患者分层和预估疗效，以及是否联合其他治疗方案十分重要。生物标志物的探寻除肿瘤本身以外，还需关注肿瘤微环境和宿主情况，采用两种或多种联合检测的预测性生物标志物可能更有效。

（五）基因治疗

基因治疗是通过修饰或调控基因表达以改变细胞生物学特性从而达到治疗效果，目前用于肿瘤的基因治疗主要有溶瘤病毒和肿瘤疫苗等。近年，基因治疗临床试验处于飞速增长阶段，以Ⅰ期和Ⅱ期临床试验占主流，超过90%。基因治疗临床试验设计有其特殊性。其一，在受试者选择上，需能够采集到合格的原材料，病情可等待产品制备时间，还应考虑到如果产品制备失败，可否再次制备或增加入组。其二，在探索性研究中，最大耐受剂量常难描述，一般选择可代表预期疗效的细胞亚群来描述剂量，药代动力学（PK）和药效动力学（PD）也难描述，需临床前研究作为支持。此外，基因治疗可能引起人体永久性变化，且在体内长期存在，会增加不可预知风险如迟发型不良反应等，因此，有必要对临床试验受试者进行长期随访，以评估长期风险，同时也应观察疗效随时间的变化情况。

（六）仿制药物

仿制药物是指在剂型、安全性、给药途径、规格、质量及适应证等方面与已上市品牌药相同的药品。随着国际原研创新药的引进，肿瘤靶向治疗不断取得突破性进展，我国靶向仿制药因其价格低廉，受众多患者青睐。由于仿制药物研发面临着抗肿瘤多种机制、作用的靶点、用法用量特殊性、目标人群等细分问题，临床研究与其他领域药物的科学考虑有所不同。仿制药与原研药的治疗等效需对比药学等效和生物等效，可简化临床试验，其生物利用度在原研药的80%~125%范围内变化。由于辅料不同或生产工艺差异，药学等效不代表生物等效，故证明仿制药与原研药的生物等效尤为重要。

生物等效性研究方法按照效力，优先顺序为药动学研究、药效学研究、临床研究和体外研究。可设计仿制药对比原研药的临床试验，评估其临床疗效是否和原研药一致。

（七）生物类似药

生物类似药是与原研药（参照药）在质量、安全性和有效性方面具相似性的治疗性药物，是一种复杂大分子生物制剂，通常价格较原研药更低。相比于化学合成药物，其具有四级结构和理化性质复杂性，导致其生产过程的复杂性。生物类似药的批准流程包括分子特征研究、临床前研究（如动物毒性）、药理学研究（PK/PD）、临床研究和上市后监测，应以证明试验药与原研药的相似性为目的，进行研究设计，并在保障可评估前提下简化临床研究。在分子特征研究到临床研究的阶段对判断临床应用价值的贡献依次降低，而上市后监测极其重要。临床药理学研究数据也是支持数据外推的重要依据。生物类似药具有免疫原性，由于采用不同的生产技术方法，其免疫原性可能与原研生物药不一致，因此对原研药和生物类似药之间的不良事件必须明确区分。

第四章

肿瘤药物临床研究试验流程中的关键问题

一、研究者和研究机构的责任

研究者应在医疗机构中具有相应肿瘤相关专业技术职务和执业资格；具有试验方案中所要求的肿瘤专业知识和临床试验经验；熟悉临床试验有关资料、文献和新进展。研究者必须严格遵循临床试验方案，未经申办者和伦理委员会同意，或未按规定经国家食品药品监督管理总局批准，不得偏离方案或实质性改变方案。研究者应与申办者商定有关临床试验费用，并在合同中载明。在临床试验中，不得向受试者收取试验用药所需费用。研究机构应设有专业伦理委员会，必须有良好医疗设施、实验室设备和人员配备，具备处理紧急情况的一切设施，以保证受试者合法权益，确保受试者安全。

二、临床试验受试者招募

为保证足够的合适的受试者顺利进入临床试验，医疗机构或申办方可采用合规形式进行受试者招募。招募方式必须考虑尊重隐私与自愿参加原则，不可夸大研究潜在受益，不可低估研究预期风险，避免强迫和不正当影响。受试人群的选择必须考虑受益和负担公平分担和试验人群代表性问题。对受试者参加试验的激励补偿必须考虑合理补偿与避免过度劝诱的问题，不得向招募受试者支付"受试者招募费"及各种形式的招募奖金，尤其针对终末期肿瘤患者。

招募受试者的方式包括从临床医疗过程中直接招募、公开招募等。前者有两种情况，一种是患者的主治医生同时又是研究者，可征求患者同意后进入筛选流程；一种是患者的主治医生不是研究者，当他确定患者符合研究纳入标准，征求患者意见后，再由研究者开展后续研究程序。以公开方式邀请受试者参加临床研究（如广告、海报、传单、视听材料等），可将强迫或不正当影响的可能性降到最小，需遵守《中华人民共和国广告法》的相关要求。招募受试者材料需提交伦理委员会审查。

三、受试者知情同意

研究者必须向受试者说明有关临床试验详细情况：①受试者参加试验应是自愿的，且有权在试验任何阶段随时退出试验而不会遭到歧视或报复，其医疗待遇与权益不会受到影响；②必须使受试者了解，参加试验及在试验中个人资料均属保密，必要时，药品监督管理部门、伦理委员会或申办者，按规定可以查阅参加试验的受试者资料；③试验目的、试验过程与期限、检查操作、受试者预期可能的受益和风险，告知受试者可能被分配到试验的不同组别；④必须给受试者充分时间以便考虑是否愿意参加试验，对无能力表达同意的受试者，应向其法定监护人提供上述介绍与说明，知情同意过程应采用受试者或法定监护人能理解的语言和文字，试验期间，受试者可随时了解与其有关的信息资料；⑤如发生与试验相关损害时，受试者可获得治疗和相应补偿。需要注意的是，对恶性肿瘤疾病，如果存在替代治疗药物可用的情况，为避免双盲、随机对照临床试验中使用安慰剂导致的现实和伦理问题，只限于在维持性治疗、附加试验设计、辅助治疗试验以及无治疗药物可用的情况下设立安慰剂对照，否则应以目前现有标准治疗作为对照。在与患者沟通时，应详细说明试验组和对照组的情况。

经充分和详细解释试验情况后获得知情同意书：①由受试者或其法定监护人、研究者在知情同意书上签字并注明日期；②对无行为能力的受试者，当伦理委员会原则上同意、研究者认为受试者参加试验符合其本身利益时，则这些病人也可进入试验，同时应经其法定监护人同意并签名及注明日期；③儿童作为受试者，必须征得其法定监护人的知情同意并签署知情同意书，当儿童能做出同意参加研究决定时，还必须征得其本人同意；④在紧急情况下，无法取得本人及其合法代表人的知情同意书，如缺乏已被证实有效治疗方法，而试验药物有望挽救生命，恢复健康，或减轻病痛，可考虑作为受试者，但需在试验方案和有关文件中清楚说明接受这些受试者的方法，并事先取得伦理委员会同意；⑤如发现涉及试验药物的重要新资料，必须将知情同意书作书面修改，并经伦理委员会批准后，再次取得受试者同意。

四、数据管理和统计

数据管理的目的在于将试验数据迅速、完整、无误地纳入报告，所有涉及数据管理的步骤均需记录在案，以便对数据质量及试验实施进行检查。用适当程序保证数据库保密性。原始记录由研究者签署姓名，任何数据更改均应由研究者签名并标注日期，字迹应当清晰可辨识。

临床试验可使用电子数据捕获系统（EDC系统）用于完成病例报告表的记录。EDC系统数据来自于住院病历、研究病历和理化检查报告单等原始文件并应与原始文件一致，且由研究者或其指定人员审阅其完整性和准确性。

临床试验机构和研究者应当接受申办者的监查、核查以及伦理委员会的监督，并提供所需与试验有关的全部记录。食品药品监督管理部门、卫生计生主管部门派检查员开展检查的，临床试验机构和研究者应当配合，确保临床试验质量。

临床试验资料的统计分析过程及其结果表达必须采用规范的统计学方法。临床试验各阶段均需有生物统计学专业人员参与。临床试验方案中需有统计分析计划，并在正式统计分析前加以确认和细化。若需做中期分析，应说明理由及操作规程。对治疗作用的评价应将可信区间与假设检验的结果一并考虑。所选用统计分析数据集需加以说明。对于遗漏、未用或多余的资料须加以说明，临床试验的统计报告必须与临床试验总结报告相符。

五、临床试验药物剂量的探索与确定

临床试验药物需经过临床前研究和Ⅰ期研究进行最佳剂量探索。Ⅰ期临床人体耐受性试验从起始剂量到最大剂量之间设若干组，各个试验组剂量由小到大逐组进行，直至找到最大耐受剂量（MTD）或到达设计最大剂量。

起始剂量是指从动物实验过渡到人体试验时，首次用于人体的药物剂量。需充分了解临床前动物的药理学、毒理学及药动学数据，才能确定Ⅰ期临床试验安全起始剂量。Ⅰ期临床试验最主要目的是确定最大耐受剂量，出于人道主义精神保护受试者，尽量避免让受试者暴露在高毒性剂量之下。在剂量递增过程中出现严重不良反应，虽未达到设计最大剂量，亦应终止试验。在达到最大剂量时，虽无不良反应也应终止试验。

剂量递增设计（爬坡试验）指在确定了起始剂量和最大剂量后，需要设计剂量递增方案。这个过程需要考虑起始剂量与药效学有效剂量和毒性剂量之间的距离、毒代和药代动力学特征等因素。初期递增幅度可较大，后期递增幅度应较小。递增系数过小，会增加不必要受试者例数；递增系数过大，会增加受试者危险性。安全性大或毒性小的药物剂量递增幅度可大，有的可成倍递增；安全性小或毒性较大的药物剂量递增幅度应小。总之，在确保受试者安全情况下，以合理速度和梯度迅速达到耐受性临床试验的终止目标。

六、意料中和意料外的不良事件

不良事件是指受试者接受试验药品后出现的所有不良医学事件，可以表现为症状体征、疾病或实验室检查异常，但不一定与试验用药品有因果关系。严重不良事件指受试者接受试验药品后出现死亡、危及生命、永久或严重的残疾或功能丧失、受试者需住院治疗或延长住院时间，以及先天性异常或出生缺陷等不良医学事件。

有些不良事件是研究者手册或所在国家/地区产品说明书中有记录的，这也是意料之中可能发生的不良反应。而可疑且非预期严重不良反应是指临床表现性质和严重程度超出了试验药物研究者手册、已上市药品的说明书或产品特性摘要等已有资料信息的可疑且非预期的严重不良反应。

临床试验机构和研究者发现风险超过可能受益，或已得出足以判断试验用药安全性和有效性的结果等，需暂停或终止临床试验时，应通知受试者，并保证受试者得到适当治疗和随访，同时按照规定报告，提供详细书面解释。必要时，报告所在地省、自治区、直辖市食品药品监督管理部门。

第五章

肿瘤药物临床研究中的
伦理审查原则

所有临床研究都应在独立伦理委员会审查并批准后方可实施，并全程接受伦理委员会监督，肿瘤药物临床研究也不例外。我国伦理审查应遵循《赫尔辛基宣言》（2013）、《药物临床试验质量管理规范》（2020）、《涉及人的生物医学研究伦理审查办法》（2016）、《药物临床试验伦理审查工作指导原则》（2010）等法规进行。

与非抗肿瘤药物临床研究相比，抗肿瘤临床研究药物作用机制复杂，不良反应发生率高，研究对象是对治疗充满渴求的肿瘤患者，对伦理委员会审查提出了更高要求。除临床研究共性问题外，抗肿瘤药物临床试验也有其特殊性，存在一系列复杂的医学伦理问题。在伦理审查过程中，必须遵循伦理审查基本原则，即尊重、不伤害/有利、公正，对特殊问题加以关注。

一、不伤害/有利原则

在临床研究中，不伤害/有利原则是指应保证受试者参加临床研究所承担的风险获益比是合理的，即风险最小化，获益最大化。在肿瘤药物临床研究伦理审查中，应当全面掌握药物研发背景及前期安全性有效性数据，充分考量研究药物治疗风险及潜在获益，对照目标人群当前最佳治疗手段，通过对受试者选择、方案设计的科学性、可操作性和风险管理措施的完备性等关键环节的审查，谨慎评估受试者获益风险比。伦理委员会还应在研究过程中开展有效跟踪审查，及时对不良事件对受试者安全的影响进行全面评估，必要时暂停甚至中止临床研究，以保障受试者利益。

二、尊重原则

伦理委员会通过对知情同意书和知情同意过程的审查，保障受试者的知情同意权，从而体现尊重原则。肿瘤临床研究的知情同意书应当采用通俗易懂的语言，实事求是向受试者详细介绍可能影响其决策的全部信息。晚期肿瘤患者出于"求生"本能，很容易受到医生对后续治疗建议的影响，这就要求在知情同意书及知情同意过程中，研究人员需要谨慎客观描述治疗性临床试验风险、获益及其他可选择的治疗措施，给予受试者充分阅读思考时间，确保受试者在真实理解所面临风险及获益前提下，自愿决定参加临床研究。有关研究的任何重大更新信息，包括疾病治疗最新进展、研究最新进展及新的不良反应等，都应及时告知受试者，并由其自愿决定是否继续参加试验。

三、公正原则

临床研究中的公正原则，主要体现为受试者选择与招募的公平性。研究目标人群应当有公平参加临床试验的机会，受试者应当在研究过程中接受公正对待，并享有合理权益。肿瘤患者作为受试者，某种程度上属于弱势群体，伦理审查时应予以充分关注。伦理审查还应关注招募肿瘤患者的方式是否公正，是否存在"胁迫""诱导"受试者参加情况，招募材料是否客观。同时，临床研究费用与补偿也应体现公正原则，补偿数量应当合理。

总之，医学伦理问题贯穿于肿瘤药物临床研究全过程中。伦理委员会应当对肿瘤药物临床研究方案设计、实施及研究总结全程进行审查和监督，确保受试者利益在整个研究过程中得到切实保护。

第六章

肿瘤药物临床研究的
人类遗传资源管理

进入21世纪，在各项测序技术快速发展的背景下，高通量测序成为认识肿瘤发生、发展及分布规律的重要手段。在药物临床试验中收集患者样本对有效标志物进行探索，也成为当下肿瘤药物临床试验中不可缺少的一环。我国制药行业正在完成仿制向自主创新的转变，与全球相关产业链融合度也在不断提升。随之而来的是日益增加的新药临床试验及对人类遗传资源的获得、利用与对外提供。

人类遗传资源包括人类遗传资源材料和人类遗传资源信息。人类遗传资源材料是指含有人体基因组、基因等遗传物质的器官、组织、细胞等遗传材料；人类遗传资源信息是指利用人类遗传资源材料产生的数据等信息资料。我国作为一个多民族人口大国，具有丰富的人类遗传资源，保护在医疗产业创新发展过程中收集、产生的人类遗传资源大数据的安全对于国家安全、人民生命健康有着重要意义。为保护好我国人类遗传资源，保障我国在国际合作的临床研究中正当权益与地位，国家自1998年陆续出台了各项管理办法以规范临床试验中人类遗传资源的利用。

作为临床试验机构，需要积极响应国家政策，依据最新条例规定，合理收集、储存、利用和共享人类遗传资源。各机构需要通过行之有效的管理办法来完善对临床研究的监督及引导。

一、措施制定与机构的设置

机构需要在国家条例基础上，结合本医院的基本情况制定各自院内相关活动的监督和行政审批流程，并建立相关的SOP管理文件体系。可以参考北京友谊医院实践经验，在机构内设施专门的人类遗传资源管理办公室负责相关活动审批监督工作，并设置医院样本资源库（后称样本库），管理全院人类遗传资源的保藏、入库及出库等活动。对样本量少、相关活动分散的机构，可设置现有职能部门如医院伦理委员会等来兼职管理相关事务。

人类遗传资源办公室应建立合理的审查流程，对申报材料进行形式审查及内容真实性、规范性审查，在审核通过后通知申报人上传科技部网站，以此提高申报的效率，促进临床研究顺利落地。

样本库需要负责对入库样本进行编号，收集样本对应患者信息，确保标识的一一对应性。多中心研究，如果令各中心独立收集样本，容易出现标识方式混乱，宜在临床研究启动阶段完成多中心商议，由牵头单位最终确定唯一的标识方式。样本库需制定合理入库、出库申请流程及完善样本质控流程，确保样本来有源头、去有所踪。样本库内需设立不同样本保存区域，根据入库申请中填写的样本类型、样本预计的样本使用方式，采取包括室温、-80℃、液氮等不同保藏设备进行保存。设立样本销毁机制，对质量不合格、发起者申请销毁等条件下的样本予以无害化处理。

二、信息系统的更新

人类遗传资源管理过程中申办者与监管者间需畅通交流机制。各机构根据自身条件在院内系统中设置用于人类遗传资源管理的模块或网页，提供申办者向监管者提出申请的通道。监管者也需要申报者定期在系统中上报样本收集及使用情况，要求申办者在超出最初申请范围收集或使用人类遗传资源时及时上报，由人类遗传资源办公室重新审批。在系统中，申办者与监管者交流形成闭环，提高研究开展的效率，完善监管部门的监督，同时为各类申请材料提供云端的储存，确保申请的可溯源性。

样本管理系统需能及时更新样本信息，包括但不限于治疗疗效信息、样本使用信息等，以确保每个样本能够完成其使命，避免因信息错误或遗漏导致样本质控不合格无法使用。同时系统要注重患者隐私保护，对患者隐私信息进行充分脱敏。

人类遗传资源管理中会产生大量审批文件、监管信息，相应文件的保存也至关重要。各机构可根据自身情况在存储纸质版文件同时在信息系统中备份一套电子版，以确保各类文件的可及性。

三、人类遗传资源管理办法的学习

机构需要定期举办学习班提高大家对国家政策的了解程度，明确申报相应项目需要的材料。国家最新的相应法规条例需要放置在机构内网中确保每位机构人员能够获得。同时机构需根据自身特点制定的规则、申报审批流程及所需要的文件，均宜放置在工作内网中以便于申办者获得。

人类遗传资源管理的实施仍存在提升的空间，机构需要充分意识到人类遗传资源的安全是国家安全战略中不可或缺的内容，根据自身具体情况做出合适调整。通过对人类遗传资源管理的建设，不仅有助于提高临床药物研究效率，更是对我国人类遗传资源的保护，对国家安全的保障。

第七章

肿瘤药物临床研究的设计原则要点

一、设计基本原则及主要内容

(一) 概述

肿瘤药物临床研究除遵循一般药物临床研究原则外，还有其特殊性。抗肿瘤药物安全窗较窄、选择性较差，与普通药物的安全性、有效性有很大不同，特别是近年新的靶向药物和免疫治疗与传统化疗药物又不同，因此需要探索适合新型药物的临床研究策略。

(二) 肿瘤药物临床研究设计的基本原则

首先，在临床试验开始前，要明确此药物临床试验的目的和研究目标；明确研究阶段：是首次人体试验、Ⅰ期剂量爬坡试验，还是探索性试验或确证性试验，要根据研究目的来设计临床试验。试验在任何阶段，都要注意患者利益至上：既要了解药物的作用、体内代谢过程、疗效和安全性，更要考虑伦理学要求和患者安全性，要在设计中明确研究风险和处理预案。

对早期临床研究或探索性研究，要在完成临床前研究基础上，对药物作用机制和体内外效应和不良反应、药代动力学充分了解前提下，设计起始剂量、剂量递增梯度、最大耐受剂量等，以探索药物最大耐受剂量MTD以及剂量限制性毒性DLT，对确定剂量限制性毒性的定义、推荐Ⅱ期剂量、推荐联合剂量等关键节点，需要研究者、申办方、药代动力学专家、统计学专家等召开数据审核会议确定。

对确证性研究，需在前期探索性研究基础上，进一步确认与现有最佳治疗相比的疗效优势，尤其是生存获益，从而达到获批上市的目的，造福更广大肿瘤患者。因此，对研究类型、适应证的选择、目标人群选择（必要时考虑伴随诊断标准），以及剂量、对照组选择、样本量估计等问题都需要经过详细讨论，若是注册性研究需要和FDA或CDE等药物管理机构进行充分沟通，在通过FDA审评或得到CDE批件后，方可实施。

（三）肿瘤药物临床研究的设计主要内容

抗肿瘤药物临床研究主要内容应包括：研究目的、研究阶段、目标终点、入排标准、探索目的、关键指标定义、统计样本估计、联合用药以及具体方案、安全性观察、不良事件处理流程、数据库等。

1.研究目的与研究终点

一般情况下，抗肿瘤药物的临床研究，推荐以"患者的未满足需求"为导向，结合国内外治疗现状、目标癌种的病理分型、患者人群的分布特点等综合考虑设定研究目的和研究终点。包括主要终点和次要终点，终点目标依据药物研究不同时期而定。早期是 PK、PD、安全性，包括 DLT、MTD、临床试验 II 期推荐剂量（recommended phase 2 dose，RP2D）、探索性指标、ORR 等，III 期临床试验，常用反映生存指标如总生存时间（OS）、PFS、DFS、DoR 等作为主要、次要研究终点，客观有效率（ORR）一般作为次要研究终点，但在无有效的治疗选择、试验药物作用机制明确、适应证外部对照疗效数据清晰、试验药物有效性突出、安全性风险可控及罕见肿瘤情况下，也可作为单臂临床试验主要研究终点。患者自评结果（PRO）、健康相关生活质量（HRQoL）对肿瘤患者也是很重要获益指标，也可作为研究终点。有时根据需要可采用双终点。

2.研究药物与治疗方案

首次人体研究一般选择肿瘤患者，起始剂量和剂量递增幅度的设定，需要结合临床前安全数据，根据药物风险程度高低进行调整。若在探索性研究阶段，单药治疗显示出疗效有限，应充分考虑继续进行的可能性，确认后尽早进入联合治疗探索。标志物探索也常从早期开始，尽早确定剂量、给药方法和联合方案，找到安全性和疗效之间最佳平衡。

在确证性研究阶段，应研究人群基本确定，研究目标明确。对研究药品，要明确给药剂量、给药时间和间隔、联合方案、配制方法等，如涉及研究药品以外预防用药、基础联合用药或对照组用药等，也同样需要详细说明用药依据、用法用量、合并用药和禁止用药、不良事件处理预案等。

确证性研究均应以随机对照研究为主，此时需要选择适当的阳性对照组或安慰剂，平衡分层因素，设计随机比例等，以达到生存获益最大化。另外，如果需要验证联合治疗方案的优势，还需考虑组合中每一个单药治疗的疗效贡献，以获得最真实获益程度。如果疗效突出，安全性良好，可与CDE沟通进行单臂临床研究以确认疗效，从而快速获得有条件批准上市，后续再行随机对照研究以验证生存获益。

3.研究人群

各阶段的临床研究，都要有严格的入选和排除标准。抗肿瘤药物早期临床研究在剂量探索阶段，因考虑毒性相关问题，一般不入组健康受试者，而以肿瘤患者为主，且会选择常规治疗失败、一般状况较好、骨髓肝肾功能大致正常、依从性好的患者，如是治疗靶点明确的药物，还会筛选biomarker阳性的受试者或特定肿瘤患者，这样可以快速找到RP2D进入概念验证阶段。

在确证性研究阶段，对受试者入组排除要求会根据具体研究设计而规定，一般会有特定患者群，且一般状况较好、骨髓肝肾功能大致正常、依从性好的患者。

4.统计学考量

对于抗肿瘤药物的早期临床研究，在剂量探索阶段，如应用固定的"3+3"的剂量递增方法，样本量计算一般不涉及统计学方法，但对一些新型非固定样本量的爬坡方法，如mTPI、BOIN设计等，仍需统计学专家根据前期安全性结果，动态调整统计假设，在既保证安全前提下，又保证剂量探索高效率。

在确证性研究阶段，需严格按照统计假设，设计单臂/随机对照、优效性/非劣效性/等效性、交叉/不交叉等试验，来验证研究治疗是否能达主要终点。

5.风险控制

由于抗肿瘤药物的安全窗较窄，且为反复用药，相对风险较大，需针对相应的可能风险给予防治预案，如剂量调整、停止给药、不良事件处理预案等，对特殊人群，如儿童、高龄老年人、伴特殊并发症的肿瘤人群等，需要制定更加严格的入组排除标准、风险管控措施等以保证安全，必要时需监护人参与整体试验过程。

二、统计方法确立及样本量计算

按研究目的、立项审核与批准机构、研究结果应用场景等关键要素不同，临床药物研究分为新药注册研究（invested new drug，IND）和研究者发起研究（IIT）。

（一）IND研究的统计方法及样本量估计

1. Ⅰ期临床试验

研究样本量常约20~40例。也有一些研究将Ⅰ、Ⅱ期临床研究融为一体，样本量也会相应扩大。

Ⅰ期临床试验剂量递增的设计原则是尽可能避免受试者不必要暴露于低于或高于治疗剂量治疗，同时保证安全性和入组速度。剂量递增分两大类：一是基于规则设计，包括传统"3+3"设计及其衍生设计，不依赖于统计建模；二是基于模型设计，如连续重新评估方法（CRM）。一些新兴模型辅助方法如改良毒性概率区间（mTPI）设计和贝叶斯最优区间（BOIN）设计，预先指定剂量递增规则，易于实施且具选择目标毒性概率和队列大小的灵活性。

Ⅰ期临床试验的统计方法重在安全性、不良反应和血药浓度等指标的准确描述。对连续变量，若数据满足正态分布，以例数、均数、标准差、极值进行统计描述；若数据不符合正态分布，则以中位数、四分位数及极值等指标进行描述。对分类变量，则报告频数表、百分率或构成比等。由于Ⅰ期临床研究样本量较小，对上述指标的误差范围即置信区间估计不做强制要求。

2. Ⅱ期临床试验

根据不同研究目的，Ⅱ期临床试验通常可以分为概念验证（proof of concept，POC）试验和剂量发现（dose finding，DF）试验，即Ⅱa期和Ⅱb期试验。Ⅱa期试验中常采用单臂设计，如Simon两阶段设计，以及贝叶斯最优Ⅱ期（bayesian optimal phase Ⅱ，BOP2）设计等新的设计类型；Ⅱb期试验中则通常以随机对照设计为主。因此，Ⅱ期试验的样本量首先要考虑试验的设计类型以及对应的研究终点和研究假设，再通过设置Ⅰ类错误α、Ⅱ类错误β、研究终点的估计值等必要的参数来估计样本量。不同的设计类型样本量差异较大，一般而言Ⅱ期临床试验中总样本量常约60~300例。

Ⅱ期临床试验统计方法重在安全性指标描述和有效性指标的分析。安全性指标报告同Ⅰ期临床试验。有效性指标可包括分类变量、连续变量和时间依赖变量等。对分类变量及连续变量，如客观缓解率（ORR）和某肿瘤标志物浓度，需报告指标点值及其95%置信区间（confidence interval，CI）。多组间差异可采用卡方检验、Fisher确切概率检验、t检验或秩和检验等进行假设检验。对时间依赖变量，如无进展生存期（PFS）和总生存期（OS）等指标，则采用Kaplan-Meier法估计中位值及其95%CI，绘制生存曲线图，并通过log-rank检验评价组间差异。

3. Ⅲ期临床试验

样本量一般需达数百至数千人，高度考虑统计学确定性和稳健性。

Ⅲ期临床试验主要研究终点指标类型可分为短期效果的分类变量指标（如ORR等）及中、长期效果的时间依赖指标（如PFS、DFS、OS等）。样本量估计需设定Ⅰ类错误α（5%或更低）、Ⅱ类错误β（20%或更低）、预设的实验组与对照组效果指标绝对值或相对效应值（OR、HR等）、组间交错（crossover）比例、随访脱落率等。分析数据集主要包括意向性分析集（intention-to-treat set，ITTs）、符合方案分析集（per-protocol set，PPs）及安全性分析集（safety set，Ss）等分别进行。

依据不同指标的数据类型，Ⅲ期临床试验的具体统计方法与随机对照设计的Ⅱ期临床研究类似，但需注意主要终点指标统计检验所得P值严格要求小于0.05甚至更低以达到效果评价结果和结论确证性。

有时，Ⅲ期临床研究可采用多主要终点设计，其中以双终点为最常见，如PFS和OS。需要注意的是，多终点设计需针对每个研究终点单独进行样本量估计，且需在不同研究终点间合理分配Ⅰ类错误概率α，保证研究的整体Ⅰ类错误概率控制在既定范围内，如双侧0.05或单侧0.025。

4. Ⅳ期临床试验

样本量要求数百或数千人以上并鼓励开展多中心研究以涵盖更多应用场景。

Ⅳ期临床试验设计与统计指标均应关注安全性，特别是罕见不良反应和有效性的长期监测，或特殊人群的疗效以及安全性观察，一般不强制要求设对照组，但根据需要，亦可开展随机或非随机分组的对照性研究。Ⅳ

期临床试验为开放研究，病例纳排相对于上市前各期试验更为宽松，退出指标、效果与不良反应评价和观察指标可参考Ⅱ/Ⅲ期临床试验，统计方法亦可参照前述。需要特别注意的是Ⅳ期临床试验中应采用全面系统方法识别潜在混杂因素，控制混杂效应。

5. IND试验设计的新发展

随着肿瘤药物研发与研究技术的不断进步，传统的IND实验设计也在整合性与适应性方面出现了新的发展动态。

传统Ⅰ、Ⅱ、Ⅲ期临床试验界限逐渐被打破，在初期试验阶段即采用大样本确证性设计，以尽快推动安全性更好、效果更佳的抗肿瘤新药的审批上市进程。评估一种药物治疗多种肿瘤效果的篮式研究、评估多种药物治疗同一种肿瘤效果的伞式研究、评估多种药物针对多种肿瘤疗效的平台研究也为新型抗肿瘤药物试验提供了新选择。此外，允许进行一次或多次期间分析的成组序贯设计、寻找高获益亚人群的适应性富集设计等也可明确提高研究效率。

上述设计对数据统计分析与样本量估计提出了更高要求，如期间分析发生时点、Ⅰ类错误概率分配、多重检验的Ⅰ类错误概率控制、不同阶段样本量重估计等关键事项需在研究设计之初即加以明确。

（二）IIT研究的统计方法及样本量估计

1. 观察性研究

观察性研究包括描述性研究（如病例报告、病例系列和横断面研究）和分析性研究（如病例对照研究和队列研究）。描述性研究常无对照组，以统计指标描述与置信区间估计为主。样本量估计也以预设该指标点估计值及允许最大误差为计算参数。分析性研究需设立对照组，以组间差异指标（OR、RR、HR等）、误差范围和统计检验为分析目标。常采用单因素和多因素Logistic回归、Cox比例风险回归等方法进行效应值估计和统计检验。样本量需按照指标数据类型和研究设计不同以预估各比较组效应点值为核心参数进行估计。

2. 实验性研究

研究者发起的实验性研究按分组方法可分为随机对照研究和非随机对照研究。随机实验性研究的统计原则、样本量计算与Ⅱ/Ⅲ期IND研究一致。非随机实验性研究是指在临床实践中无法做到随机分组，而由医患共同决定干预分组的研究。本质上与观察性队列研究接近，统计指标、假设检验、样本量估计及混杂因素调整亦类似。

3. 理论性研究

理论性肿瘤药物临床研究主要包括预测模型构建研究等，可分为预测横断面或短期指标的诊断模型和预测长期时间依赖指标的预后模型。统计方法包括传统的多因素 Logistic 回归和 Cox 比例风险模型以及近年来发展起来的机器学习等高维建模方法。前者可解释度更好，后者对复杂结构数据处理能力更强。

因缺少预测变量的准确分布参数，此类研究样本量估计难度较大。可采用"最小十五至二十倍原则"进行预估，但为确保建模稳健性与人群适应性，建议参照Ⅳ期临床研究标准采用更大样本量。

（三）肿瘤药物临床研究的混杂控制与交互作用分析

无论是 IND 还是 IIT 研究，只要未采用随机分组设计，甚至是随机效率不足的随机对照研究，都需积极控制混杂效应的影响。常用混杂控制方法包括按混杂因素进行纳排限制、匹配、采用随机分组或尽可能提高随机效率、标准化法、分层分析及多因素调整等。

与混杂因素不同，生物学交互作用属于客观存在，目标是揭示而不是简单去除，如特定通路药物对某基因型患者更加有效，而对其余亚组疗效较弱甚至无效。交互作用的本质是"层间异质性"，因此，主要分析手段是分层分析，统计评估是否存在明确亚组间差异。交互作用的揭示对精准用药具重要意义。在样本量也即统计学把握度允许情况下，应尽可能深入挖掘。

三、研究设计方案撰写关键点

临床试验设计方案是保障受试者权益、临床研究的科学性、试验数据可靠性的重要依据。国家药品监督管理局于2020年4月23日颁布的《药物临床试验质量管理规范》对临床研究方案内容进行了明确规定。由于抗肿瘤药物研发的特殊性，在实际临床研究设计和执行过程中较常规药物存在显著差异。

（一）临床研究方案首页设计

研究方案的首页是让研究者对本次临床研究的目的、治疗方案、治疗瘤种、设计类型、研究分期有初步的整体印象。

此外，首页还需包括：IND申请受理号、临床研究方案编号、方案版本号、版本日期、申办者单位名称、申办者签字确认页。

（二）临床研究方案目录、缩略词表

内容完整、准确。

（三）临床研究方案摘要

方案摘要是临床研究目的、研究设计、用药方案、入排标准、临床操作主要流程。现有抗肿瘤新药临床研究从Ⅰ期临床研究开始，不单有PK、PD、ADA相关血液标本的收集，还有肿瘤组织标本的收集，收集频率、标本有效期都需明确规定并符合可操作性原则。

（四）临床研究背景

研究背景是对抗肿瘤药物拟解决的临床问题进行的重要性和必需性的阐述，同时结合中国肿瘤发病谱、与欧美差异、特殊及罕见肿瘤治疗缺乏等特点等方面做详细描述，多引入研究药物临床前研究结果，并与同类药进行对比，突出差异和优势。根据临床研究的不同分期撰写内容如下。

首先，抗肿瘤药物创新程度可分为创新药、改良型新药、仿制药。在Ⅰ期临床研究方案中，除对靶点所在通路、靶点选择理由做说明外，临床前研究数据，包括：关于研究药物的细胞系、啮齿类及灵长类动物、PDX模型等药理、毒理、药代动力学、药效动力学，和相关联合用药的临床前研究结果，均需详细描述。尤其是FIH原研药，翔实的临床前数据为后续风险评估、选择可能获益瘤种可提供初步理论依据。而对改良型药物，需着重说明原靶点药物存在的缺陷和本研究药物的改进之处。仿制药则进一步说明本药物仿制程度、同类型药物的市场前景、前期数据等。

其次，Ⅱ—Ⅳ期临床研究除说明研究用药的作用机制外，需重点描述前阶段研究的结果（如：推荐剂量、优势瘤种、优势人群等）、遇到的问题、改善方案，以及同类型药物发展进度、初步结果。所选择的瘤种或优势人群现有治疗和获益情况；涉及对照组的，需说明对照组的选择依据。Ⅳ期临床研究为上市后研究，需进一步说明该研究药物在上市前研究中的局限性、未解决的问题，以及在上市后监测中出现新的或与之前不一致的情况。

（五）临床研究终点的选择

主要研究终点选择要与病人治疗需求、临床研究分期、该领域主要临床问题一致。现临床研究终点选择越来越宽泛、灵活，早期临床研究中，在剂量爬坡和剂量探索阶段，MTD、RP2D、安全性评估是首选主要研究终点；当进入剂量扩展阶段，进行有效性人群筛选（优势瘤种、特殊基因类型等）时则以初步疗效（如：ORR、DCR等）作为主要研究终点。Ⅱ—Ⅲ期临床研究，生存指标如OS或PFS是主要临床终点选择。在新辅助治疗、辅助治疗、晚期一线治疗相关的研究中，可选择与OS明确相关的替代终点，如：DFS、EFS等；当绝大多数死亡与癌症不相关的情况下，TTF也可作为合适的终点。对肿瘤晚期患者，改善生活质量也是直接临床获益指标之一，但由于结果主观性较强，且数据收集质量欠佳，目前很少作为主要研究终点。

（六）研究设计

1.总体设计

包括以文字和简明流程图形式说明总体设计方案和原则、研究各阶段持续时间，按临床研究分期来设计，具体如下。

（1）Ⅰ期临床研究：包含研究药物剂量爬坡和研究药物联合剂量探索。总体设计模式包括："3+3"、加速滴定、mTPI、mTPI-2、BOIN等非参数、参数设计，说明剂量探索过程。为了减少肿瘤患者的无效暴露，同时在保障安全性的前提下，可采取加速滴定的方式。

（2）Ⅱ期临床研究：可根据研究目的，采用多种研究形式，可设计单臂、多个平行队列，也可引入随机、交叉和盲法。对基因病、罕见病、缺乏有效治疗特殊瘤种，可采用篮式、适应性、平台式设计富集人群。当Ⅱ期研究显示出突出的临床获益时，也可能基于单臂、自身对照设计的关键临床试验结果申请附条件批准上市。

（3）Ⅲ期临床研究：多为上市前确证研究，因此需要为多中心、随机、双盲、对照研究，并说明研究统计假设和依据。

（4）Ⅳ期临床研究：为上市后由申办者或研究者发起的以考察药物在广泛使用情况下的疗效和安全性；评估特殊人群的获益和风险为目的的研究。入排标准设置可相对宽泛。不要求设置对照组，但如需要也可针对某些特殊人群、适应证设置小范围随机对照；研究样本需满足研究终点统计要求和国家规定，考虑到实际脱落情况，样本量约2000~2400例；对罕见病、特殊病种及其他情况，可与国家食品药品监督管理局申请酌情减少病例数。

2.剂量和方案选择依据

（1）剂量选择：在Ⅰ期临床阶段，药物剂量爬坡和探索是主要研究目的。需要根据临床前药代动力学、毒理学研究、体内外药效学研究结果，综合考虑受试者安全性和临床可操作性确定起始剂量、用药间隔，并列明计算过程和理由。剂量探索期需观察的DLT需由临床医生、申办者讨论后共同定义；必要时设立剂量递增审核委员会，制定剂量确定流程和相关制度。而在Ⅱ、Ⅲ期临床研究的研究药物剂量选择来源于前期研究的安全性和PK数据；对剂量调整要有流程和规则规定；已上市的对照药物剂量依据批准的药品说明书。

（2）方案选择：可选择单药、联合治疗或与标准治疗对照。对联合药物的选择说明理由，最好可提供相应临床前研究数据。对照药品选择实际临床中广泛使用的，有循证医学证据的最佳标准治疗。

（3）治疗持续时间、研究持续时间总体概述。

（七）研究人群

研究人群的入排标准应由申办方与研究者商议后确定，以保证临床可操作性。受试者入组基本要求包括：签署知情同意、诊断为目标肿瘤、足够的器官功能、男/女性避孕要求、预计生存期等。再根据研究药物的类型、研究干预的潜在风险、研究目的设定：性别、年龄范围、瘤种、基因/蛋白表达类型、既往治疗情况等。需要筛选导入时，应将筛选受试者和入组受试者区分。排除标准基本原则：临床研究禁用药用药史、特定基础疾病、研究药物成分过敏史、特定时间发生特定程度合并症、接受其他治疗或参加临其他床研究、妊娠或哺乳、依从性差。同一标准不应同时列在入组和排除标准中。

（八）研究药物治疗管理

（1）研究药物治疗：包括研究药物、对照药物的名称、剂型、外观、剂量、方案、持续时间、包装、标签等，并列明研究药物的配置、处理、预处理、保存和销毁规范。当涉及多个药物使用时，需注明用药先后顺序、间隔时间。

（2）药品计数和依从性评估：研究方案撰写同时，还需设计研究药物运输、接收、剂量配置的记录表格。

（3）研究药物和联合用药的剂量调整、暂停、恢复或停用管理：在用药过程中，根据最严重的毒性进行剂量管理，设定剂量调整、暂停、恢复原则，并且对于剂量暴露不足或过量需要有明确定义。对Ⅰ期临床研究DLT观察期的评估处理原则另行说明。

（4）禁用药、合并用药原则。

（九）研究程序

（1）受试者编号规则：受试者编号规则尽可能反映受试者所处研究阶段、队列、中心等。

（2）研究评估：包括筛选期、用药期（计划内/计划外）、治疗结束后随访期体格检查和临床实验室检查，肿瘤疗效评估，生物标志物、药代/药效动力学、免疫原性、安全性评估。每个阶段评估内容、评估时间、评估周期、窗口期都需明确规定。其中所涉及的组织、血液标本需说明检测方法、地点、检测周期，所需标本类型、数量、剩余标本储存和销毁方式。

（3）随机化：当设置随机对照时，需确定随机系统/随机方式，并说明随机分层因素。随机后在规定时间内用药，对随机后未达用药条件患者的处理进行说明。

（4）退出研究：明确退出临床研究的标准，允许受试者任何原因自愿退出研究、撤回知情，并设置退出流程。

（5）失访：方案中应明确对于失访情况的处理。尽快多次联系受试者，进行尽职调查，相关过程记录源文件。

（十）统计学考量

（1）一般统计学考量：根据主要终点目标进行统计

假设，并设计中期分析、最终分析的时机。

（2）样本量确定：假设检验方法、样本量计算过程。

（3）分析集确定：提前确定疗效分析集、安全分析集、符合方案集、全分析集、PD/PK/ADA 分析集等。

（4）统计分析方法：明确删失规则、差异统计、生存统计方法。

（十一）数据和文件资料管理

（1）数据收集：明确何种试验数据可作为源数据直接记录在病例报告表中。对于外院诊疗资料收集和录入需设置预备方案。

（2）文件管理：临床试验原始数据尽量要求实现电子化数据采集和数据系统管理，并在整个研究过程中进行及时备份和更新。

四、研究方案设计的伦理学要点

（一）概述

抗肿瘤药物临床研究因其研究对象是肿瘤患者，相较于其他药物临床研究，对伦理学和科学性要求更高。由于抗肿瘤药物毒性相对较大，肿瘤患者作为受试者，更需面临风险和获益平衡的问题，这也是伦理学要考虑的最主要问题。其应贯穿于整个临床研发过程，并在方案设计的各部分中明确。建议在"患者未满足临床需求"大方向下，结合药物特点，制定完备风险管控计划。

（二）研究背景和目的

抗肿瘤药物临床研究方案需符合我国临床实践要求、科学性强，应充分考量：拟开发瘤种的流行病学特征，如人群特点、疾病等特征是否存在东西方差异等；现阶段可获得疗法是否可满足临床需求；已经开展的探索性/确证性临床研究数量。如为早期探索性临床研究，还应考虑研究药物结构及作用机制、临床前药效学、毒理学研究及前期临床数据等；如为联合治疗临床试验，还应考虑单个治疗手段有效性，即A+B不仅优于标准治疗，还应优于A及B；如为外科/放疗等联合药物治疗临床研究，还应考虑术式的标准化统一、术前术后治疗的开始时间、持续时间、放疗机器的差异、放疗靶区的勾画差异等；如拟开发的适应证包括儿童及青少年受试者，应在成人受试者研究中验证安全性和疗效后，经过药理学/药代动力学、定量药理学等方法外推儿童/未成年受试者的剂量安全窗及用药特点，再开展儿童/未成年受试者的临床研究。

（三）研究对象

抗肿瘤药物临床研究入组患者的选择应考虑肿瘤患者对治疗耐受性，入排中应明确入组一般状况较好，骨髓、肝肾心肺等重要脏器功能基本正常，无严重其他系统合并症等受试者。如是早期探索性临床研究，应充分考虑受试者疾病的严重程度和不同阶段以及现有治疗手段的疗效和局限性，应选择常规治疗失败或不能耐受常规治疗的晚期肿瘤受试者；如为靶向治疗药物的临床试验，应优先选择靶点阳性的受试者；如是联合治疗临床试验，应对每个治疗方法做相应特殊要求，谨慎入组风险较大受试者；如是外科/放疗等新技术联合药物治疗相关临床研究，应考虑技术/仪器对受试者的相应影响。

（四）研究设计

抗肿瘤药物临床研究设计应根据研究类型、研究阶段、研究目的而有所不同。早期探索性临床研究，起始剂量应根据临床前动物研究的有效剂量或耐受剂量推算或换算人体起始剂量或最大耐受剂量，还要考量起始剂量合理性，既要充分考虑受试者安全性和耐受性，也要避免受试者过多暴露于无效低剂量。每一个递增剂量设置也应合理，要综合考虑药代动力学/药理学模型等。

（1）统计学考量：样本量应综合考虑受益和风险比，按统计学原则设计最小化临床试验，减少受试者无效暴露；随机与双盲一般是确证性临床研究所用方法，应注意随机分层因素，均衡各种地域/人种/分中心诊治水平等因素，还应设立中期分析或建立独立数据监察委员会（independent data monitoring committee，IDMC），对试验数据进行定期分析，及时中止/终止疗效突出或安全性不佳临床试验。

（2）对于随机对照研究，对照组选择应尽量选择标准治疗作为阳性对照，只有在无标准治疗时，酌情考虑将安慰剂+最佳支持治疗作为对照组。

（3）受益与风险：肿瘤受试者通过参加临床研究，进行治疗、诊断及检查，使疾病得到治愈、缓解或症状减轻，但也可能不获益。因此要充分明确研究风险，包括试验药品、试验过程、妊娠/哺乳、个人信息保密、信息更新、紧急联系信息等，以及发生严重不良事件的医疗补偿等。方案中应说明临床研究的质量管理及风险控制制度，针对临床意义重大和特别关注的不良反应提供监测、早期识别和临床处置的预案。

（4）生物样本相关：如涉及生物标志物相关研究，应在方案中写明研究目的、研究方法、预期研究结果。另外，应详细列出血液、肿瘤组织等标本的采集量、保存机构、检测机构、何时销毁，应满足《中华人民共和国人类遗传资源管理条例》的要求。

五、特殊类型临床试验的设计原则要点

（一）观察性研究

观察性研究是真实世界研究中被广泛使用的设计类型，利用积累的常规医疗和健康信息，采用不予任何干预措施的回顾性和前瞻性研究。主要用于肿瘤药物上市后疗效评价、安全性监测、新适应证的拓展、罕见疾病/适应证上市、疾病管理、医疗政策评价等领域。

1. 研究设计的主要类型

观察性研究包括横断面研究、队列研究（前瞻性、回顾性或双向设计）、病例对照研究及其衍生设计（巢式病例对照研究、病例队列研究、病例交叉设计）等。横断面研究是在一个时点或短时间内对某一人群中特定疾病进行调查，研究分布特征、人群与疾病之间的关系。病例对照研究选择患有特定疾病的人群作为病例组，以不患有该病的可比性的人群作为对照组，检验其

药物临床研究

第七章　肿瘤药物临床研究的设计原则要点

危险因素与疾病之间是否存在统计学关联及其关联程度。队列研究选择一个尚未发生疾病或事件的人群，随访一定时间后，比较暴露组和非暴露组的发病率或事件发生率，以判断研究因素与疾病/事件的关系和验证因果假说。以因果推断为目的的观察性研究建议采用队列研究设计。

2. 设计内容和实施步骤

（1）目标人群队列：目标人群队列的定义应基于研究目的、入排标准、数据来源和数据治理/管理计划综合考虑。目标人群所收集的重要变量包括基线、治疗、协变量、时依变量和结局变量等。观察性研究的样本量应在充分考虑混杂因素、缺失数据等因素基础上满足统计假设的要求。队列起始时间、随访期长短和访视点确定应符合所研究疾病的特征和临床评价要求。

（2）设置对照：在设计阶段应明确将要采用的分析数据集、分析模型及统计假设。通常选择阳性对照或标准治疗对照，对照组应像治疗组或试验组一样描述具体治疗方法或策略。对回顾性研究，为避免病例选择偏倚，原则上应选择研究所定义的数据采集起止期内所有治疗组和对照组病例，或采用严格随机抽样方法选择病例。对前瞻性研究，应明确定义对照组的选择标准及与治疗组的匹配方法。

（3）控制偏倚：为使研究结果更为准确和稳健，应考虑偏倚识别及控制方法，以及缺失数据处理策略；还应针对可能影响研究结果的各种因素，考虑敏感性分析及定量偏倚分析策略。常见偏倚包括：因测量、数据收集或评价方法不准确或不一致导致信息偏倚，因选择性入选或排除数据或失访、退出、剔除、记录缺失等导致的选择偏倚，因人群变化、治疗变化、研究背景变化等原因导致的疗效异质性，因分析中未能充分控制混杂因素导致的混杂偏倚等。

3. 数据治理/管理计划

数据来源可溯源性、定义的准确性、编码过程的标准化和一致性是保证研究质量的核心。对既往数据，无论是病历记录的原始数据，还是开展不同临床研究所获得的数据，都应经过统一数据治理使其满足分析要求。对前瞻性收集的数据，应通过严格和规范的数据管理，为研究提供高质量用于分析的数据。应明确研究数据来源，包括所来自的研究中心、收集数据的起止时间、数据存储的系统和记录形式。

4.统计分析

（1）样本量估计：临床试验的样本量估计常要考虑研究类型、比较类型（优效性或非劣效性）、统计分析方法、结局变量预期的效应量或参数、统计分布、单双侧检验、检验水准、检验效能、分配比例、脱落剔除率、多重性、依从性等。常用方法有两种：①基于多因素模型的估计方法，数据分析采用logistic回归模型时，样本量估计需要的额外参数为协变量与治疗分组的广义决定系数R^2；②基于匹配的估计方法，采用倾向性评分匹配法时，样本量估计一般先估计匹配后所需样本量，然后按照预期匹配折损率回推最终所需样本量。

（2）数据分析：数据分析围绕主要终点进行统计分析，应给予详尽和严谨的阐述，包括：统计假设；分析模型及其所基于的假设；拟纳入调整分析协变量的初步考虑以及明确在分析过程中根据数据观测筛选各类变量的规则，包括混杂因素、中间变量、风险因子和潜在异质性因素的识别；倾向性评分匹配方法应定义匹配比例、具体方法及参数设置，以及匹配的均衡性验证方法；对生存结局分析需考虑是否存在竞争风险。此外应对模型假设进行必要验证，如非线性关系、非等比例风险等。

（二）随机对照试验

随机对照试验（RCT）是检验肿瘤药物有效性最严谨可靠的流行病学方法，具有组间均衡、避免混杂、代表性高、重复性强等特点。研究者应在初期进行规范的研究设计，从研究目的、研究人群、研究药物、样本量、随机化、对照组、盲法、统计分析等各方面进行综合考量，以期无偏倚评估研究药物的效果及其大小。

首先，开展RCT研究前要了解研究药物临床获益的可能性以及是否临床需求，研究目的是对比研究药物与现行标准治疗的疗效与安全性，应遵循随机化、平行对照、盲法、重复等主要原则。

1.随机化

随机化，即指研究者通过随机方式，使各个随机分组间的基线因素达到均衡分布，从而达到组间可比性，以此完美解决队列研究和病例对照研究中的混杂问题。随机分配方法包括简单随机、区组随机、分层随机及适应性随机等。

（1）简单随机：是以特定概率（如1：1或2：1）将受试者分配到每个治疗组，每位受试者被分配到同一治疗组的概率相等。其中，特定概率的选择取决于研究者对研究药物有效性的把握度。然而，当开展较长程研究、多中心乃至全球性RCT研究时，简单随机存在多种缺点，易出现偏移。

（2）区组随机：区组随机可使同一时间段同一区组内受试者在各治疗组间分配比例符合预设要求，尤其当入组时间较长时，有助于减少多种客观因素对疗效评价影响，也可减少因方案修订造成组间受试者比例失衡。

（3）分层随机：当开展多中心参与研究时，分层随机尤为重要。例如全球地域导致的肿瘤行为学差异、危险因素、病理类型、围术期治疗模式、根治性手术方式，乃至受试者群体的治疗耐受度，都可能存在较大差异。需选择重要基线因素作为分层因素，以确保各个层内受试者都是随机分配到各治疗组的。

此外，在多中心RCT研究中，还需考虑各中心内随机平衡问题，以免出现某一中心每次都随机到试验组或对照组情况。

2. 设立对照组

必须通过设立对照组，才能真实比较出治疗疗效及其作用大小。常见对照组设立包括：以公认的标准治疗，或安慰剂对照。若研究药物前景极好有望替代标准治疗，则会设立研究药物 vs.标准治疗。若想探究联合治疗有效性，则设立"研究药物+标准治疗"vs.标准治疗。当所研究的适应证尚无有效治疗时，安慰剂对照是较好选择，注意应先充分评估其伦理的合理性。

3. 盲法

为避免研究人员、受试者或统计分析人员等主观心理作用对研究结果的影响，应在研究过程中设置盲法。常用盲法包括单盲（受试者）、双盲（受试者和研究者）和三盲（受试者、研究者和统计分析人员）。此外，在肿瘤药物RCT中，还需单独对研究药物进行编盲。若研究者和受试者均无法进行盲法时，如比较药物治疗和外科手术，则应尽可能对数据收集者采取盲法。

4. 重复

重复原则，指各研究组均要有一定的受试者数量，即样本量。足够样本量可提高结论的可靠性，避免偶然性。但样本量不是越大越好，需从统计设计角度正确计算合理样本量。

5. 其他研究设计考量

除主要原则外，RCT研究设计中还应考虑研究终点、研究终点的比较类型、研究设计类型、数据监查等。

（1）研究终点：肿瘤药物研究，常选择"生存期"作为研究终点，以评估药物能否延长肿瘤受试者生存时间。但这并非RCT研究唯一目标，改善生活质量、减轻治疗相关不良反应等同样需要高级别依据，凡以临床需求为导向的研究目的都应进一步通过RCT研究获得支持。

（2）研究终点的比较类型：通过安慰剂对照试验显示优于安慰剂，或通过显示优于阳性对照处理，或显示剂量-反应关系，所得到的疗效是最可信的，被称为"优效性"研究。在对照药物疗效已很好时，也可选择"等效性"或"非劣效性"研究。

（3）研究设计类型：RCT研究常见设计类型包括：平行组设计、交叉设计、析因设计等，其中以平行组设计最常见。在交叉设计中，每个受试者被随机分到两个或多个处理序列，因此处理间比较相当于自身对照，能够基于受试者个体内水平进行药物效应的比较，此设计常可减少样本量、减少入组难度、降低成本。但同时，交叉设计会使统计分析更复杂，且只适用于"能缓解某种症状而不能根治"的情况。

（4）数据监查：在RCT研究中，独立数据监查委员会（IDMC）同样对高质量研究具有相应的责任，在试验开始前就应设立。IDMC职责包括：安全性监查、有效性监查、试验操作质量监查、试验设计调整建议等。IDMC通过对安全性或期中分析数据有效性进行监查，可协助申办者评估是否需要提前终止试验。

（三）药物研发中的Biomarker筛选

药物研发的Biomarker筛选研究可大致分为3个阶段。

1.临床前探索性研究

用于筛选潜在生物标志物，并对其优先级进行排序。此阶段需考虑如下因素：样本数量，入组标准，样本收集处理条件（肿瘤组织/非肿瘤组织，肿瘤细胞株/正常细胞株），检测分析方法（免疫组化、原位杂交、荧光定量PCR、二代测序等），统计方法，以及在独立数据集中进一步验证表达差异结果等。

2.确立检测方法和筛查效力

需明确具体临床检测方法，及检测水平（组织或血液）；评价该检测方法的技术指标（定量准确性、重复性、线性范围、交叉携带污染等）以及临床价值（预测灵敏度、特异性、ROC曲线）等。另外，还需考察其他临床因素，如性别、年龄、吸烟史等是否影响标志物的临床意义，是否需针对这些因素进行阈值调整等，评估标志物和肿瘤分期、病理及预后之间的关系。此外，本阶段还需通过回顾性数据以验证生物标志物的筛查效力，并制定筛查阳性的标准。

3. 前瞻性临床研究验证，确定整体获益人群

即在前瞻性临床试验中确定该标志物的阳性预测值（positive predictive value, PPV）和阴性预测值（negative predictive value, NPV），可采用随机对照研究，也可扩展至使用外部（历史或平行）对照的单臂试验，需确保入组患者数量，以评价该标志物筛查对整体人群获益影响。根据临床试验关注的主要问题和实施过程，选择不同富集策略以提高试验效率，包括同质化富集、预后型富集、预测型富集、复合型（预后型和预测型相结合的）富集和适应性富集策略等。具体可参考《2020药物临床试验富集策略与设计指导原则》。

（四）其他类型研究

1. 篮式试验

篮式试验为前瞻性临床试验设计，用于评价针对多

个瘤种的一种或多种靶向干预措施。入组标准为表达某一靶点阳性肿瘤患者，可涵盖多个组织学特征。需关注用于篮式试验生物标志物的患病率，因为生物标志物的患病率将直接影响入组患者的群体规模。

篮式试验因无法选择一个共同对照组，常设计为单臂对照研究，可包含试验不同生物标志物-药物组合的许多层。贝叶斯分层建模可用于评估总体和特定篮子的反应率。利用中期适应性研究设计可评估跨篮子疗效的异质性，通过独立 Simon 法为每个篮子独立设计以提高试验效率。可对整体队列进行样本量计算，使用一个处理效应量。

2. 伞式试验

伞式试验为针对单一肿瘤多种靶向干预措施的前瞻性临床试验设计。作为篮式试验的补充，根据肿瘤不同分子亚型，将患者纳入不同治疗亚组，以评估不同靶向药物疗效。采用随机化或非随机化方式进行干预分配。外部对照组可用于伞式设计。样本量计算可针对每个亚组分别进行。FDA 建议使用一个共同的控制臂进行伞式试验。统计分析，频率主义框架是伞式分析的主要方法，最常涉及单独分析子试验。贝叶斯分析方法，尤其是贝叶斯自适应方法，当子试验具有相似特征时，可用于有效地合并结果，优化试验的某些特征。目前尚无专门针对篮式和伞式试验偏倚风险的评估工具。鉴于两类试验可能采用随机/非随机试验设计，可使用Cochrane现有的2种偏倚风险评估工具：Cochrane修订的偏倚风险评估工具（RoB 2）和非随机干预研究中的偏倚风险（ROBINS-I）。

3. 平台试验

允许各种治疗根据一定决策算法进入或退出平台，通常为多臂、多阶段（muti-arm，multi-stage，MAMS）设计，试验可用同一对照组对几种不同干预措施（治疗药物或方法）进行评估。虽平台试验中的生物标志物队列可能没有明确分开，但各种实验性治疗疗效常被建模为跨分子定义亚型独立参数，根据贝叶斯进行分层建模。这类设计有预先制定的适应性规则，允许在试验期间根据中期评估，终止无效干预措施组或/和增加新的干预措施组。可进行适应性随机化设计，以便与使用共同对照组的等效两臂试验相比，减少总体样本量并提高效率。

六、伴随诊断及探索性分析

随着肿瘤生物学研究进展，一些新作用机制、作用靶点的抗肿瘤药物不断涌现。在抗肿瘤药物研发中，通过对疾病相关生物标志物的检测，有助于筛选出适合某类药物治疗的特定人群。因此，通过检查方法准确地筛选出药物潜在获益人群非常重要。部分抗肿瘤药物的开发过程会同步开发伴随诊断试剂，即评估诊断试剂筛选出目标药物获益人群的能力。探索性分析则有助于发现一些潜在能影响疗效的生物标志物。

（一）伴随诊断试剂相关要求

伴随诊断试剂的诊断准确性直接影响临床试验中抗肿瘤药物最终表现的疗效或相关不良反应，因此在抗肿瘤药物进行关键性临床研究时，应使用临床前性能已充分验证的试剂，且整个药物关键性临床研究中各机构应使用相同伴随诊断试剂。

同时，伴随诊断试剂需有明确阳性判断值，常会将阳性判断值作为入组标准筛选目标人群，如在免疫治疗药物临床试验中，常将微卫星不稳定（MSI-H：≥40%的微卫星位点发生变化）患者纳入研究。伴随诊断试剂阳性判断值的改变将影响临床试验有效性结果。因此，在药物临床试验前应确定试剂阳性判断值，试验过程中不可随意调整。药物临床试验中因伴随诊断试剂阳性判断值设定缺乏合理性导致药物临床试验失败则需通过另一项临床试验来确认新的阳性判断值。

伴随诊断试剂申请人应对试剂临床诊断性能进行确认。如选用境内已上市试剂作为新药伴随诊断试剂开展临床试验，阳性判断标准不变情况下可不再进行产品性能研究；如是新开发伴随诊断试剂，则建议研究按照《体外诊断试剂临床试验技术指导原则》要求，开展完整临床试验以确认试剂临床诊断性能。

（二）伴随诊断产品同步研发临床试验

在确定了伴随诊断试剂诊断性能后，还需明确诊断试剂的临床价值，即筛选出来的阳性病人能否从试验疗法中获益。伴随诊断产品与抗肿瘤药物同步开发的临床试验，可为药物安全有效及伴随诊断产品的临床意义提供核心证据，常伴随药物Ⅲ期或Ⅱ期临床试验开展。此类试验常以抗肿瘤药物有效性为主要目的，同时确认伴随诊断产品的伴随用途。因此伴随诊断相关试验设计要点与传统试验设计基本一致。

1.临床试验设计

（1）富集人群的随机对照研究

在伴随诊断试剂与抗肿瘤药物同步开展的临床试验中，依据伴随诊断试剂的检测结果，将符合某一生物标志物状态的人群作为入组标准，比如纳入MSI-H肿瘤患者随机分组采用免疫抑制剂与传统化疗对比。抗肿瘤试验药物疗效能有所改善，则同时明确伴随诊断试剂临床意义。

（2）非富集人群的随机对照研究

在抗肿瘤药物临床试验设计中，如果通过前期数据发现某项生物标志物可能会影响试验药物的疗效，但尚未经过充分临床验证，常用非标志物富集人群的临床试验。在入组患者时，不依赖伴随诊断试剂进行病例筛选，对某一适应证人群全部入组，同时，将伴随诊断试剂分析的生物标志物状态作为分层因素纳入研究。

在抗肿瘤药物疗效及伴随诊断临床意义评估时，不但要考虑试验组与对照组药效差异，同时还要考虑试验组标志物阳性人群与标志物阴性人群的药效差异。如均能得到阳性结果，则可确认抗肿瘤药物适应证人群，也能确证伴随诊断临床意义。

（3）非随机对照试验

对生物标志物阳性且无标准治疗或疗效不佳的晚期肿瘤患者，可考虑开展单臂试验设计，采用伴随诊断试剂将诊断阳性患者筛选入组，按常规单臂试验设计要求开展试验即可。

采用篮式试验是将带有相同靶点的不同肿瘤病例纳入一个临床试验中进行抗肿瘤药物的研究，该设计在临床试验中研究多个瘤种，最终结果可能支持抗肿瘤药物在一个或几个瘤种中安全有效，同时，伴随诊断试剂预期用途也应为这个药物明确安全有效的几个肿瘤人群。

伞式试验是针对不同基因突变所致同一肿瘤人群，将不同靶点检测在同一时间里完成，然后根据不同靶基因分配不同精准靶向药物。此类临床试验常需多个伴随诊断试剂或多个标志物联检的伴随诊断试剂来进行病例检测，而临床试验结果同样仅支持经过临床试验确认疗效的治疗方式所对应的标志物检测的临床意义。

2.伴随诊断试剂实施方案和要求

临床试验方案中应明确研究采用的伴随诊断试剂，同时明确从样本采集至报告检测结果全过程涉及的所有产品。还需明确用来诊断的样本信息，包括但不限于以下几个方面：①样本类型，如 FFPE 组织（formalin-fixed paraffin-embedding, FFPE）、新鲜组织、冰冻组织、血液等；②肿瘤样本中肿瘤百分比/基质/坏死比例；③潜在抑制物或交叉反应物的含量，如黑色素；④样本的解剖学部位；⑤肿瘤类型：原发性、转移性；⑥样品采集方式：如手术取材或细针穿刺等；⑦样本的保存及运输条件等。

3. 其他要求

受试人群选择、样本量计算、疗效评价和统计分析规范均与对应的临床试验设计规范一致，依据药物的获益从而证实伴随诊断试剂的作用。

（三）探索性分析

探索性分析常用来做一些研究者感兴趣的结局指标比较，或是一些可能影响疗效的因素分析，但又不作为研究的主要目的，无须考虑多重比较校正，可事先预设或不预设，自由地去探索与药物疗效相关的一系列因素，深化研究结果并为研究的下一步方向提供线索。在临床试验中，除主要结局指标和次要结局指标外，部分研究还会设计探索性分析指标。比如研究主要结局指标为 PFS，探索性指标可为生活质量量表的分组间差异、某亚组人群的PFS组间差异和试验组术后ctDNA阳性与阴性患者的PFS比较等；也可以采用已结束的临床试验数据进行回顾性二次分析，比如MSI-H人群采用PD1抑制剂治疗后，仍有部分人应答较弱，生存期较短，可据此开展探索性分析，比较生存期长于一年和短于半年的人群在实验室指标或基因突变位点等方面的差异，发现对免疫制剂不敏感的MSI-H人群相关特征，进一步推动肿瘤个体化治疗。

探索性分析无明确的指南规范，也几乎无任何限制，可以是任何与疗效相关的有潜在价值的分析。一个有价值的探索性分析甚至可打开一片新的研究领域。

第八章

肿瘤药物临床研究的模型构建

肿瘤药物临床研究剂量探索主要通过Ⅰ期临床试验实现。Ⅰ期临床试验剂量递增原则是尽可能避免受试者不必要暴露于低于或高于治疗剂量的治疗（即尽可能多地在治疗剂量范围内治疗受试者），同时保证安全性和快速入组；设计方法主要包括基于规则的设计、基于模型的设计，以及模型辅助设计。

基于规则的设计包括传统的不依赖于统计建模的"3+3"设计及其衍生的"i3+3"设计。传统"3+3"设计是目前被临床应用最多的设计方法，原理简单，操作方便，但缺少灵活性，且设计方法本身效率不高，对MTD的估计准确度不足，统计性能一般。随着分子靶向、免疫治疗、化疗药物快速发展，"3+3"设计局限性越发凸显，已不能完全满足目前临床试验设计的多样化要求。"i3+3"（interval 3+3）则是基于"3+3"的改良方法，在保留基于规则设计简便透明特点同时，获得良好的统计性能。

基于模型的设计，主要包括有连续重新评估方法（CRM）和控制药物过量的剂量递增设计（escalation with overdose control，EWOC）。CRM是依据临床前结果预先假设剂量—毒性曲线模型，通过新接受患者的数据不断更新药物剂量毒性曲线，直到计算所得剂量不再变化或预定数量病例全部得到了治疗，从而寻找 MTD 方法。EWOC 是在 CRM 基础上，为避免受试者暴露于过高剂量药物导致严重毒性而进行的改良，每一受试者接受剂量进行试验后，都会计算出下一例受试者产生过度剂量的风险，如超过最大风险 25%，则药物不再剂量递增。

贝叶斯最优区间（BOIN）设计、改良毒性概率区间（mTPI）设计及键盘设计（keyboard design）是新兴模型辅助方法，其在选择目标毒性率和队列规模方面更灵活，易于实施，同时具有与基于模型设计相当的性能。①BOIN 设计的基本原理是寻找一个目标毒性率范围（区间），通过贝叶斯方法求解后验概率，使按最优区间界值（λ_1，λ_2）指导剂量爬坡时所犯错误的概率最小。研究表明，BOIN 设计操作、使用方法和 "3+3" 设计一样简单透明，同时具备 CRM 的优良性能，在大多数场景下的表现性也优于 mTPI 设计。因此更推荐使用 BOIN 设计。此外，针对不同临床试验问题，BOIN 设计延伸出了 TITE-BOIN 设计（用于解决延迟毒性问题）、U-BOIN 设计（用于探索 OBD）、BOINCOMB 设计（用于解决联合给药问题）等。②mTPI 依据临床与统计确定的目标 MTD 和等效区间，定义 3 个剂量区间，即剂量不足区间、适当剂量区间、过度剂量区间，通过计算 3 个区间的单位概率质量（unit probability mass，UPM）来决定剂量增减。mTPI-2 则对 mTPI 进行修正，通过钝化 mTPI 中被"奥卡姆剃刀"过度锐化的概率模型，降低了 mTPI 可能出现的剂量过高风险。③键盘设计也是一种贝叶斯自适应设计方法，它使用一系列剂量间隔（称为"键"）来指导剂量变化，寻找药物在人体的 MTD。键盘设计也是基于 mTPI 设计方法做出的改进，既保留了 mTPI 设计的简单性，又能控制 mTPI 设计中过度剂量使用及更精确识别 MTD。与 mTPI 设计类似，键盘设计也是依赖于毒性概率的后验分布来指导剂量的增减，其创新之处在于，键盘设计定义了一系列等宽的剂量间隔，以显示剂量真正毒性的潜在位置，并指导剂量增减。

在临床试验设计过程中，推荐由生物统计师、临床医生、申办方对试验药物的特性、疾病的特点、给药方案、设计的合理性等方面进行充分评估，结合目前优效的试验设计方法，制定出合理、灵活、高效、安全的临床试验方案。

第九章

肿瘤药物临床研究的
报告和结果解读

一、试验报告的解读

临床试验报告是对药物临床试验过程、结果的总结，是评价药物有效性和安全性的重要依据，也是药品注册必需的重要文件。临床研究报告格式应遵循相关指导原则要求，目前国内常用《化学药物临床试验报告的结构与内容技术指导原则》和 *ICH-E3：structure and content of clinical study reports*。

药物临床研究报告首先要介绍受试药物研发背景、依据和合理性，尤其需要说明本研究实施的合法依据。在描述试验总体设计和方案时，研究报告需说明治疗方法（药物剂量、用法、给药方式），研究对象及样本量，设盲方法和程度（非盲、单盲、双盲等），对照组类型、研究设计（平行、交叉）、分组方法（随机、分层）、试验各阶段的顺序和持续时间、数据稽查和安全性问题、特殊情况的处理预案、期中分析情况等内容。因此，在解读药物临床研究报告有效性和安全性同时，需特别关注对照组选择、研究对象入排标准的界定；试验过程中随机化、盲法的规定；有效性与安全性指标选择的依据，重点关注统计处理方案和样本量确定，试验过程中离群值和缺失值的处理和预设统计处理方案的修改，关注试验过程中方案的修改、期中分析和方案偏离。

肿瘤药物临床试验疗效分析、疗效小结和安全性分析是研究报告的主体内容，疗效小结需要在统计假设基础上，按照统计处理方案严格执行，结果应真实可靠，结论不宜外延或拓展。安全性分析包括用药程度分析、全部不良事件描述和分析、严重及重要不良事件描述和分析、与安全性有关的实验室检查、生命体征及体格检查结果分析和安全性小结，重点关注导致药物剂量调整或给予其他治疗的，或导致停药、导致死亡的不良事件，尤其关注不良事件对受试药物广泛临床应用时可能的影响。

以最常见的Ⅱ/Ⅲ期肿瘤药物临床试验报告为例，需特别关注受试者选择（诊断标准及确定依据、入选标准、排除标准、剔除标准、样本量及确定依据）和分组方法，试验药物、给药方案及确定依据，疗效指标选择和近期客观疗效评定标准。尤其注意的是，对统计处理方案、试验进行中的修改和期中分析、受试者分配、脱落及剔除情况描述、试验方案的偏离、受试者人口学、基线情况及可比性分析的准确把握有利于全面客观评价研究结果。

Ⅰ期临床试验、生物利用度/生物等效性试验的药物临床研究报告格式和内容与Ⅱ/Ⅲ期临床试验报告有所不同，Ⅰ期临床试验报告包括耐受性试验和临床药代动力学试验报告，生物利用度/生物等效性试验的报告需描述生物标本采集、生物样本的药物测定、生物等效性评价等相关内容。

二、试验后的药物发展决策

在完成药物临床试验报告后，应根据试验研究设计、结果、实施过程中发现的问题制定试验后的药物发展决策，开展真实世界研究。具体包括为新药注册上市提供有效性和安全性的证据、为已上市药物的说明书变更提供证据、为药物上市后要求或再评价提供证据、修订适应证或联合用药范围、上市后药物的再评价、指导后继临床研究设计、精准定位目标人群等。目前真实世界证据已成为药物监管决策证据的组成部分，支持监管决策形成综合、完整而严谨的证据链，从而提高药物研发和监管的科学性和效率。

第十章

特殊人群(老年,儿童)肿瘤药物临床研究相关问题

恶性肿瘤是威胁人类身体健康最严重的疾病之一，药物治疗是重要的治疗手段，开发新型抗肿瘤药物迫在眉睫。肿瘤新药使用前必须通过药物上市前的临床研究，临床研究受试人群中儿童、老年以及合并慢性疾病等患者常占比较低。随着临床研究广泛开展，在特殊情况下如何规范药物临床研究仍需进一步探讨。

老年人是指65岁及以上的人群，年龄是恶性肿瘤发病的重要危险因素，老年人出现肿瘤风险是中青年人的11倍，但只有约25%的新型肿瘤药物临床研究招募了≥65岁的受试者。这可能会减少老年患者的药物治疗选择，或使其面对未知的治疗风险。老年患者进行肿瘤药物临床研究面临的挑战主要涉及3个方面：试验方案因素、受试者因素及研究机构因素。首先试验方案方面，招募策略需为老年患者量身定制，可考虑进行前瞻性队列研究或回顾性评估，以避免非盲法试验产生的选择偏倚，且试验终点可设定为生活质量。生存分析时计算疾病特异性生存率，以表明实际死于肿瘤的患者数量，而不是其他慢性疾病。其次受试者方面，老年患者存在合并症多、行动不便、经济限制和沟通障碍等问题，且认知障碍的患者通常被排除。因此，临床研究应考虑受试者的交通工具、额外的沟通需求及支持性服务，并且应纳入老年医学评估（GA）以及认知障碍老年患者的标准方案。另外研究机构方面，研究机构为获得更明显的成功结果，会设置不适当的年龄限制，并排除虚弱的患者。美国食品和药物管理局（FDA）建议增加肿瘤临床试验中的老年人的数量，以更好地进行获益/风险评估。监管机构可禁止纳入临床试验的年龄上限，鼓励与老年肿瘤相关的新药临床研究。

恶性肿瘤是儿童第二大常见死亡原因，据统计，我国2018—2020年有约12.11万名儿童和青少年肿瘤患者，目前国内针对儿童肿瘤的药物临床研究较少。儿科临床试验受试人群≤17岁，据中国医药工业信息中心统计显示，截至2020年10月16日，全国与儿童有关的临床试验共234项，其中抗肿瘤药物仅占3.0%。儿童肿瘤新药临床研究是亟须重视和发展的领域，但面临诸多难题。首先，儿童新药研发商业动力不足，主要原因是儿童肿瘤新药研发资金投入高、利润低，研发难度大、周期长。虽然有相关政策鼓励儿童肿瘤药物研发，但缺少具体帮扶措施，儿童肿瘤新药临床研究仍然很少，为促进新药研究，必须加强相关政策引导及资金扶持。其次，临床研究者缺乏规范化儿童新药研究知识，缺乏针对性培训和指导，可增设相关培训课程，培养更多掌握儿童肿瘤临床研究知识的专业医务人员。另外，临床研究受试者招募困难，儿童依从性差，且参与临床试验必须在监护人同意下进行，但监护人对临床研究认知参差不齐，且顾虑颇多。因此，儿童肿瘤新药研究应以患者及家属为中心，与家长进行有效沟通，建立友好的合作关系。

老年、儿童肿瘤药物临床研究亟待关注，积极开展并规范推进老年、儿童肿瘤药物临床研究需多部门合作，为老年和儿童患者提供量身定制、高质量的肿瘤治疗方案。

第十一章

肿瘤药物临床研究的疗效评估

在肿瘤相关临床研究中，疗效评价至关重要，针对肿瘤类型和治疗方式的不同，疗效评价标准也存在差异。

一、实体瘤疗效评价标准及免疫治疗疗效评价标准

实体瘤疗效评价标准（Response Evaluation Criteria In Solid Tumours, RECIST 1.1）适于各类实体瘤中以客观反映为主要研究终点的试验，以及承担疾病稳定评估、肿瘤进展或进展时间分析的试验，是实体瘤临床研究及实践中最常用的疗效评价标准。该标准界定了可测量病灶与不可测量病灶，并区分了靶病灶、非靶病灶及新发病灶，对疗效评估结果进行了六种分类，即：完全缓解（complete response，CR）、部分缓解（partial response，PR）、疾病稳定（stable disease，SD）、疾病进展（progress disease，PD）、非完全缓解/疾病进展（Non-CR/Non-PD）及未评估（inevaluable）。通过综合评估靶病灶、非靶病灶及新发病灶在治疗前后的变化，判断治疗方案对实体瘤的疗效。

随着肿瘤治疗技术的发展，免疫治疗为肿瘤治疗带来重大变革。针对程序性细胞死亡蛋白（PD-1）及其配

体（PD-L1）或细胞毒性T淋巴细胞相关抗原4（CTLA-4）的免疫检查点抑制剂（ICIs）是临床试验和实践中治疗多种肿瘤的常用药物。在接受免疫检查点抑制剂治疗的患者中观察到了新的治疗应答模式，包括影像学上肿瘤负荷增加，随后出现缓解，这种现象被称为"假性进展"（在RECIST1.1中，假性进展会被归类为PD并导致治疗中断）。为了制定可靠的评估标准来将免疫治疗期间假性进展纳入考量，RECIST官方工作组于2017年提出了免疫RECIST即iRECIST，并已在临床试验中广泛应用。

临床试验中，iRECIST常被用于评估疗效的探索性终点，而RECIST1.1用于评估主要终点，两者的评估结果可能有所差异。此外，iRECIST可能会增加图像解释和数据管理的负担。尽管如此，很多临床试验同时使用RECIST1.1和iRECIST标准来将假性进展纳入考量，从而在RECIST1.1判断的初始PD后继续治疗，这种方式被称为进展后治疗（treatment beyond progression）。尽管iRECIST得到了广泛认可，但在评价免疫检查点抑制剂的疗效时，iRECIST是否比RECIST1.1更有意义仍存争议。近来，已有多项分散独立研究报道了基于RE-

CIST1.1 和 iRECIST 的疗效终点数据，尚无关于 iRECIST 对疗效终点影响的系统分析。

二、淋巴瘤疗效评价标准及淋巴瘤的免疫治疗疗效反应标准

淋巴瘤疗效评价标准（Lugano 2014）发布于 2014 年 8 月，是首版公认标准指南 IWG/Cheson（IWG/Cheson 1999 → IWG/Cheson 2007→Lugano 2014）的二次修订版，作为临床试验中淋巴瘤评估治疗缓解/进展的标准指南，该标准消除了以往淋巴瘤临床试验标准应用中的不明确性，为疗效缓解数据分析提供了标准指南，便于患者间的诊断结果比较。Lugano 2014 标准涉及淋巴瘤诊断、评估、分期、疗效和随访，其中分期描述还包括了临床评估标准。同时，在该标准中病理学也被应用于淋巴瘤的诊断；FDG-PET/CT 是恶性淋巴瘤患者初始分期和疗效评估的标准方法，可识别活检部位，包括疾病诊断不一致和疑似恶性转化的确定。

淋巴瘤的免疫治疗疗效反应标准（LYRIC 2016）在 Lugano 标准上进行了临时修改以适应免疫治疗，这一修改保留了 irRC（immune-related response criteria, ir-RC）标准的核心概念：通过后续扫描检测延迟缓解来确

认疾病进展（根据所研究疾病的特征选择时间点；测量新病灶，将其纳入总肿瘤体积；将持久疾病稳定作为受益疗效反应；如临床情况允许，在常规进展时可继续治疗，并将其纳入淋巴瘤特异性疗效反应标准）。LYRIC标准保留了CR，PR，PD这3个疗效反应类别，去除了SD，并引入称为不确定缓解（IR）的新的疗效响应类别。评估为IR后的患者，必须在12周后再次行影像学检查（根据疾病临床特征也可缩短再次检查的间隔）以对患者进行再次评估。

三、神经系统肿瘤疗效评估标准及免疫治疗反应评估标准

神经肿瘤疗效评估标准（response assessment in neuro-oncology，RANO）自2010年发布，从高级别胶质瘤评估逐渐扩展至其他神经系统肿瘤，包括低级别胶质瘤、儿童神经系统肿瘤、脑转移瘤、软脑膜转移瘤、脊柱肿瘤和脑膜瘤等，以及其他临床试验终点，如临床结果评估、癫痫发作、皮质类固醇使用、手术、免疫治疗等。以适用高级别胶质瘤的RANO标准为例，该标准将反应分为四类，即CR、PR、SD、PD。对低级别胶质瘤，可不表现为病灶增强，影像学主要依赖T2/FLAIR

序列，因此RANO标准建议将T2/FLAIR作为评估低级别胶质瘤的影像学指标。

神经肿瘤免疫治疗可引起肿瘤相关炎症以及影像学延迟反应，因此，神经肿瘤学工作组制定了神经肿瘤学免疫治疗反应评估标准（immunotherapy response assessment for neuro-oncology，iRANO），该标准对SD、PR和CR的定义与RANO标准相同。该标准与RANO标准的差异在于，免疫治疗后6个月内影像学评估为进展但临床症状无明显恶化，可继续接受治疗。建议3个月后继续进行影像学检查，如能确认进展，则实际进展日期应追溯到最初影像学进展日期。但iRANO不能解决不同免疫治疗方式之间的预期差异，如给药途径、药代动力学、作用机制、预期反应时间以及肿瘤特异性改变等。此外，针对多种神经系统肿瘤评估方式如：脑转移瘤（rANO-brain metastases，RANO-BM）、脑膜转移（rANO leptomeningeal metastases，RANO-LM）、儿童神经系统肿瘤（response assessment in pediatric neuro-oncology，RAPNO）等评估标准也在逐渐修改和完善，有待临床研究中进行前瞻性验证。

第十二章

肿瘤药物临床研究的
不良反应评价

抗肿瘤药物临床试验不良事件评价是肿瘤药物临床试验最值得关注的问题之一。在肿瘤药物临床试验中，恶性肿瘤患者平均有13种左右症状。肿瘤药物临床试验中，需及时判断不良事件及其与临床试验药物是否相关。

一、抗肿瘤临床试验不良事件判断

（一）临床试验方案

抗肿瘤药物临床试验方案中应详细描述临床试验的安全性指标；详细描述安全性指标的评价、记录、分析方法和时间点；不良事件和伴随疾病的记录和报告程序；不良事件的随访方式和期限；应详细说明研究者经过前瞻性评估所得到的特定不良事件列表，应具有可报告紧急和意外不良事件的系统。

（二）记录患者的基线状态

受试者在入院后应当仔细记录其疾病症状的性质以及程度、体格检查情况。试验过程中应关注症状、体征变化，记录实验室检查值和辅助检查基线值。通过对比基线状态，及时记录不良事件。

（三）不良事件收集

研究者记录的数据包括客观数据和主观数据。

开始试验后，记录和分析抗肿瘤临床试验中不良事件推荐参照由美国癌症研究所发布的常见不良事件评价标准（CTCAE），并据此描述每个不良事件严重程度。

在 CTCAE 的基础上，推荐患者报告结果（PROs）来提高不良事件数据收集的准确性、效率和患者相关性，收集患者的主观数据。

二、不良事件与药物因果关系评估方法

通过回顾不良事件数据，确定药物与不良事件之间的因果关系。不良事件与试验药品存在因果关系者则被定性为药物不良反应（adverse drug reaction，ADR）。根据相关性判断的分级方式，可分为：①七分法：肯定、很可能、可能、可疑、不相关、待评价、无法评价/判断；②六分法：肯定、很可能、可能、可疑、待评价、无法评价/判断；③五分法：肯定相关、很可能相关、可能相关、可疑/可能无关、不相关/不可能；④二分法：相关、不相关。

因果关系评价方法根据不同方法的基本原理主要有以下 3 个类别。

（一）专家判断法

专家判断法判断基于评估者个人知识和经验，专家

对因果关系评价具主观性，因此重现性差，使结果出现评估者内以及评估者之间分歧。专家判断法是最为常用的因果关系评估法，但缺乏透明度，易发生人为判断失误。

（二）标准化算法

标准化算法是通过半定量方法对一些问题赋予分值，用总分大小计算因果关系的可能性。国际上常用标准化算法为法国的 Narajo APS 评分法及 Karch 和 Lasagna 评分法。标准化算法比专家判断法可靠性强，并能识别分歧来源。但缺乏灵活性，评价条目中信息有限，降低了应用临床判断的能力。

（三）概率化法

概率化法是指根据流行病学信息，将背景信息和个案中证据结合起来，得出因果关系估计值。在因果关系评估中，概率化法比专家意见和标准化算法更有效。

三、抗肿瘤药物临床试验不良事件因果关系评估需考虑的因素

抗肿瘤药物临床试验不良事件的因果关系评估有很大难度，有时很难区分不良事件由试验药物，还是由其他原因引起。在抗肿瘤药物临床使用时尚需考虑以下

因素。

（一）成本、时间

研究者要有足够时间收集完整临床数据来确定不良事件因果关系。如研究者无完整临床和研究数据情况下就进行因果关系评估，会使结果具有较大主观性。

（二）患者复杂性

肿瘤患者多患有多种并发症和合并症，多数患者可能已经历了多种治疗，很难将临床试验产生的不良事件与其他原因引起的不良事件进行区分。抗肿瘤药物临床试验时，药物间的相互作用会导致药代动力学改变。

（三）基线状况收集不足

在进行抗肿瘤药物临床试验时，各机构间的基线常有差异，基线数据常不足。这可能导致不良事件被错误归因于正在进行的抗肿瘤药物临床试验。患者尚会使用非处方药和滋补品等情况，导致药物间相互作用，影响预期不良事件。

（四）多种药物组合研究

抗肿瘤药物联合研究常在早期临床试验中进行，药物间可能存在毒性的重叠，导致难以确定不同抗肿瘤药物在不良事件中是协同还是叠加作用。

（五）研究者认知差异

研究者专业知识背景和工作经历不同，对同一不良反应认识和判断不尽相同，存在认知差异。

四、提高对抗肿瘤药物不良反应因果关系评估的准确性因素

（一）联合方案，考虑整个方案与不良事件的归因

在联合抗肿瘤用药不能确定个别药物的因果关系时，可评价联合抗肿瘤方案与不良事件的因果关系。

（二）建立肿瘤患者基线测量标准流程

建立基线评估和临床数据的标准流程，促进和提高临床研究质量。标准基线评估和临床数据包括实验室指标、并发症、过去的抗肿瘤治疗及当前的药物治疗。

（三）使用患者报告结果收集受试者关于症状的主观数据

通过患者报告结果收集抗肿瘤药物受试者主观症状的数据。以 NCI 开发的患者不良事件通用术语标准（PRO-CTCAE）的患者报告结果作为症状性不良事件自我报告。

（四）提高研究者、申办方和参与临床试验的其他人员关于因果关系评价的一致性

研究者、申办方和参与临床试验其他人员应了解因

果关系评估有关的规则，提高因果关系评估一致性。确保研究者更为准确地进行因果关系评估。

在抗肿瘤药物临床试验中，恶性肿瘤患者病情复杂，多种潜在病因或因素可致不良事件发生，这些因素可单一或合并发生，给因果关系评估造成更多困难。国际上尚无被普遍接受的因果评价工具。现又出现了治疗肿瘤的新型分子靶向和免疫治疗方法，抗肿瘤药物临床试验不良事件的评估面临较大挑战。

第十三章

肿瘤药物临床研究的质量控制要点

临床试验数据的真实性和结果的可靠性是抗肿瘤药物研发批准上市的主要依据。药物临床试验质量与上市后药品的质量密切相关。临床试验质控需要多方合作共同完成，包括申办者、临床试验机构、研究者、试验现场管理组织和临床监查员等。

一、质控要点

临床试验质控是指在临床试验质量保证系统中，为确保临床试验所有相关活动符合质量要求而实施的技术和活动。质控是肿瘤药物临床试验高质量完成的重要保障，贯穿于整个临床试验过程中，要点主要包括：

（1）确保药物临床试验批件与实际开展试验方案保持一致，核对试验方案中是否包括了批件中建议修改的内容。

（2）获得药物临床试验批件之后才能进行临床试验的启动工作。

（3）核对伦理会议签到表人数及组成符合相关法规要求。核对伦理批件是否在有效期内。

（4）临床试验合同经费应包括临床试验相关的所有支出，包括但不限于研究者观察费、受试者检查费、受试者补偿、机构管理费等费用。

（5）核对受试者相关资料是否符合临床试验方案入排标准，确保筛选访视操作过程符合临床试验方案要求，原始记录需保证完整。确认筛选入选表中所记录的筛选失败原因与原始记录保持一致。确认受试者鉴认代码表具可识别的身份信息。

（6）知情同意书签署时间需在伦理批准时间之后，知情同意书由本人或其法定代理人或见证人签署。知情同意书实际签署的时间与筛选表中记录是否一致，相应日期的研究病历中是否有完整的知情同意过程记录。核对知情同意书版本是否为最新版。

（7）确保病例报告表数据与原始记录一致。查看试验过程中发现方案违背的记录及伦理委员会签收记录是否保存完整一致。确认病例报告表中记录的数据与医疗机构储存的原始数据保持一致。

（8）确认 AE、SAE 是否记录完整准确，是否存在漏报。

（9）试验药物管理的接收、储存、转运、发放和回收需要有原始记录。确保试验用药品的保存温度与药品手册要求一致。试验用药品与药检报告一致。

（10）确保试验样本的采集、处理、保存、转运过程的各环节均有原始记录。

（11）试验相关表格包括鉴认代码表、筛选入选表、受试者完成试验表等完整、及时、真实、规范。

（12）核对授权表的授权范围与执行者实际操作是否一致。

二、质量控制相关方及各方职责

（一）申办者

申办者是指负责临床试验的发起、管理和提供临床试验经费的个人、组织或者机构。根据ICH-GCP及我国2020 GCP法规要求，申办者负责制定、实施和及时更新有关质量控制系统的标准操作规程，确保临床试验的全流程符合试验方案和相关法律法规的要求，确保数据的可靠性、正确性。应当监督负责质量控制的相关各方，包括申办者委托的实验室及CRO公司等。

（二）药物临床试验机构

药物临床试验机构对临床试验有着监督和管理的职责，有效的监督管理是保证试验进度和质量的关键，临床试验机构负责建立本单位临床试验管理体系。机构层面的质量控制主要由机构质量管理员具体实施，质量控制需覆盖整个临床试验过程，根据临床试验项目质量情况调整机构质控计划。应当监管本机构相关研究科室合法合规地开展药物临床试验，监督研究者按照试验方案规范操作。

（三）研究者

研究者是指实施临床试验并对临床试验质量及受试者权益和安全负责的试验现场负责人。根据2020版GCP要求，研究者在临床试验质量控制中主要职责包括：①确保参加临床试验的成员充分了解临床试验方案及试验用药品，明确成员在试验中的分工和职责，确保临床试验数据的真实、完整和准确。②研究者监管所有研究人员执行试验方案，并采取措施实施临床试验的质量管理。③在临床试验和随访期间，应及时记录受试者出现与试验相关的不良事件，并进行相应处理。关注可能干扰临床试验结果或受试者安全的合并用药，并及时记录。④临床试验实施前和临床试验过程中，研究者应当向伦理委员会提供伦理审查需要的所有文件。严格按照伦理委员会批准的试验方案执行。⑤研究者有责任管理试验相关药品。⑥研究者应当监督试验现场的数据采集、各研究人员履行其工作职责的情况。确保临床试验的所有相关数据来源于原始文件。

（四）试验现场管理组织

试验现场管理组织（site management organization，SMO）通过签订合同授权，执行研究者在临床试验中的某些职责和任务，协助研究者完成临床试验的质量控制。作为 SMO 公司主要的组成人员临床研究协调员（clinical research coordinator，CRC）是整个临床试验的过程中质量控制的关键环节之一。CRC 是指经主要研究者授权在临床试验中协助研究者进行非医学判断的相关事务性工作，是临床试验的参与者和协调者，是申办方、临床试验机构、研究者和受试者之间的重要纽带。

CRC 的职责主要包括但不限于以下几个方面：①协助研究者完成立项材料、伦理材料及合同材料递交工作。②协助启动资料准备，确认试验物资交付情况，协助申办方安排并参加研究中心启动会和接受培训。③协助研究者完成筛选、访视过程的事务性工作。④填写病例报告表，保证临床试验数据及时填写。⑤协助研究者完成试验过程中方案违背、不良事件等相关伦理文件的递交。⑥配合 CRA 监查或申办者的稽查及国家局数据核查。⑦保证试验文件完整且被妥善保管和归档，协助研究者递交研究报告，关闭中心文件签署。

CRC在临床试验各个环节均发挥重要作用，减少研究者非医疗行为的工作，使研究者在临床试验工作中投入更多时间与精力，从而提高药物临床研究质量。

（五）临床监查员

临床监查员（clinical research associate，CRA）是由申办者指定，接受过相关培训，有足够监查临床试验所需的医学知识和临床知识。根据我国2020年GCP法规要求，监查员在质量控制中的作用包括：①应当按照申办者的要求认真履行监查职责，确保临床试验按照试验方案正确地实施和记录。②确认研究者有足够的资质和资源完成试验。③核实临床试验过程中试验用药品在有效期内、保存符合相关要求、库存充足。核实试验用药只提供给合格的受试者，并按试验方案规定的剂量给药。核实试验用药的整个流程均有原始记录，对未使用的药物按照相关要求进行处理。④核实试验方案的执行情况，确认知情同意书签署符合相应规范。确保研究者收到最新版的研究者手册、所有试验相关文件、试验必需用品，并按照相关法律法规的要求实施。⑤核实研究人员履行试验方案中规定的职责，确认研究者按照试验方案筛选患者，定期汇报进展情况及项目存在的问题。

核实原始文件和其他试验记录准确、完整、可溯源。⑥核对病例报告表填写及时准确，确保病例报告表中的数据与原始资料记录一致。病例报告表中的任何修改均有记录，修改过程需要符合GCP法规要求。⑦CRA对病例报告表的填写错误、遗漏或者字迹不清楚应当通知研究者。⑧确认所有的不良事件按照相关法律法规、试验方案、伦理委员会、申办者的要求，在规定的期限内进行了报告。⑨CRA对偏离试验方案、SOP、相关法律法规要求的情况，应当及时与研究者沟通，并采取适当措施防止再次发生。

（六）稽查

稽查是指对临床试验相关活动和文件进行系统的、独立的检查，以评估确定临床试验相关活动的实施、试验数的记录、分析和报告是否符合试验方案、标准操作规程和相关法律法规的要求。

稽查类型主要包括常规稽查和有因稽查。常规稽查是按照一定比例选择相应的单位开展常规稽查工作，是为了确保临床试验按照法规和方案的要求开展研究。稽查发现的问题，申办者和试验机构将尽可能进行合理的弥补和完善，通过相关培训避免再次发生类似问题。有因稽查为试验过程中发现重大问题、特殊情况等而实施稽查。稽查重点放在 AE/SAE 较多、方案违背较多、数据偏离较多和依从性差的方面。通过稽查能够进一步提高临床试验质量，使不规范的情况被及时发现。稽查是重要的临床试验质量控制手段，通过开展稽查，能够独立评估试验质量、降低试验风险，提高方案和 GCP 的依从性。

近年来，为推进抗肿瘤药品高质量发展，更好地满足肿瘤患者的临床需求，我国出台了一系列措施鼓励药品创新政策，各药企也在政策利好下积极投入抗肿瘤药物研发。抗肿瘤药物临床试验是抗肿瘤新药上市前的重要工作，而质量控制是保证药物临床试验过程规范、结果科学可靠、保护受试者权益并保障其安全的有效手段。质量控制应贯穿于临床试验整个流程，需要多方协作。制定一套可行的质控标准，能够保证临床试验高质量顺利开展，从而更好地服务于广大肿瘤患者。

参考文献

1. 石远凯，孙燕.中国原研抗肿瘤新药物的临床试验.中华肿瘤杂志，2019，41（1）：68-72.

2. 徐兵河.我国抗肿瘤药物临床试验回顾与展望.临床药物治疗杂志，2010，8（06）：1-3.

3. 石远凯.中国抗肿瘤药物临床研究的历史、现状和未来.2014年中国药学大会暨第十四届中国药师周，2014，中国河北石家庄；2014：2.

4. 国家食品药品监督管理局.《药物临床试验质量管理规范》.2003年8月.

5. 新药 I 期临床试验申请技术指南 [https：//www.nmpa.gov.cn / directory / web / nmpa / images / MjAxOMTqt-doxNrrFzai45ri9vP4uZG9j.doc]

6. E8 （R1） GeneralConsiderationsforClinicalStudies [https：//www.fda.gov/regulatory-information/search-fda-guidance-documents / e8r1-general-considerations-clini-cal-studies]

7. ICH M3（R2）Non-clinical safety studies for the conduct of human clinical trials for pharmaceuticals. [https：// www.ema.europa.eu/en/ich-m3-r2-non-clinical-safety-

studies-conduct-human-clinical-trials-pharmaceuticals]

8.S4A Duration of Chronic Toxicity Testing in Animals（Rodent and Nonrodent Toxicity Testing）[https：//www.fda.gov / regulatory-information / search-fda-guidance-documents/s4a-duration-chronic-toxicity-testing-animals-rodent-and-nonrodent-toxicity-testing]

9.ICH S6（R1）Preclinical safety evaluation of biotechnology-derived pharmaceuticals. .

10.ICH S7A Safety pharmacology studies for human pharmaceuticals. [https：//www.ema.europa.eu/en/ich-s7a-safety-pharmacology-studies-human-pharmaceuticals]

11.非临床药代动力学技术研究指导原则 [https：//www.cde. org. cn / zdyz / domesticinfopage? zdyzIdCODE=1f823fceeb386389432d22162290e61e]

12.生物标志物在抗肿瘤药物临床研发中应用的技术指导原则 [https：//www.cde.org.cn/zdyz/domesticinfopage? zdyzIdCODE=dc95d72f57101c44c09ed5a0df4dcbeb]

13.国家卫生健康委.《医疗卫生机构开展研究者发起的临床研究管理办法（试行）》.2021年10月.

14.国家卫生健康委.《涉及人的生物医学研究伦理审查

办法》. 2016年12月.

15. 国家药监局，国家卫生健康委.《药物临床试验质量管理规范》. 2020年4月.

16. 国家市场监督管理总局：《药品注册管理办法》. 2020年1月.

17. 田少雷，邵庆翔.《药物临床试验与GCP实用指南（第2版）》：北京大学医学出版社；2010年1月.

18. Use TICfHoTRfPfH：Efficacy Guidelines. E8 General Considerations for Clinical Trials. In.

19. Kaplan NM，Sproul LE，Mulcahy WS：Large prospective study of ramipril in patients with hypertension. CARE Investigators. Clinical therapeutics 1993，15（5）：810-818.

20. 国家药品监督管理局药品审评中心.用于产生真实世界证据的真实世界数据指导原则（试行）. 2021.

21. Grapow MT，von Wattenwyl R，Guller U，et al. Randomized controlled trials do not reflect reality：real-world analyses are critical for treatment guidelines! The Journal of thoracic and cardiovascular surgery 2006，132（1）：5-7.

22. Roche N，Reddel H，Martin R，et al. Quality standards for real-world research. Focus on observational database studies of comparative effectiveness. Annals of the American Thoracic Society 2014，11 Suppl 2：S99-104.

23. 中国临床医学真实世界研究施行规范专家委员会.中国临床医学真实世界研究施行规范.解放军医学杂志 2018，43（1）：1-6.

24. 国家药品监督管理局药品审评中心.药物临床试验的一般考虑指导原则.2017.

25. 张凤琴，孙涛，王海学，等.新药人体首次剂量设计的技术考虑.中国新药杂志 2020，29（13）：1456-1463.

26. 周明，夏琳，陈东梅，等.抗肿瘤新药首次人体试验临床研究方案撰写考虑.中国新药杂志 2020，29（4）：389-391.

27. 国家药品监督管理局.抗肿瘤药物临床试验统计学设计指导原则.2020.

28. 国家药品监督管理局.抗肿瘤药首次人体试验扩展队列研究技术指导原则.2021.

29. 国家药品监督管理局.创新药临床药理学研究技术指

导原则. 2021.

30. 李健，杨进波，王玉珠.模型引导的药物开发在新药研发中的应用.中国临床药理学与治疗学 2020，25（01）：1-8.

31. 魏敏吉，王水强.创新药物Ⅱ期临床研究设计的一般考虑.中国新药杂志 2021，30（08）：673-679.

32. 于亚南，杜培艳，刘骏，等.精准医学创新性临床试验设计"主方案"研究的概念、设计与案例.中国新药杂志 2020，29（23）：2712-2717.

33. 国家药品监督管理局.药物临床试验富集策略与设计指导原则. 2020.

34. 国家药品监督管理局.以临床价值为导向的抗肿瘤药物临床研发指导原则. 2021.

35. 黄慧瑶，俞悦，郭兰伟，等.抗肿瘤新药关键注册试验主要终点选择及考量.中国肿瘤临床 2022，49（05）：244-248.

36. 国家药品监督管理局.群体药代动力学研究技术指导原则. In.；2020.

37. Lee SY，Kim CY，Nam TG.Ruthenium Complexes as Anticancer Agents：A Brief History and Perspectives.

Drug Des Devel Ther 2020，14：5375-5392.

38. Birrer MJ，Moore KN，Betella I，et al.Antibody-Drug Conjugate-Based Therapeutics：State of the Science. J Natl Cancer Inst 2019，111（6）：538-549.

39. Ponde NF，Zardavas D，Piccart M.Progress in adjuvant systemic therapy for breast cancer. Nat Rev Clin Oncol 2019，16（1）：27-44.

40. Barchiesi G，Mazzotta M，Krasniqi E，et al.Neoadju-vant Endocrine Therapy in Breast Cancer：Current Knowledge and Future Perspectives. Int J Mol Sci 2020，21（10）.

41. Fountzilas E，Tsimberidou AM，Vo HH，et al.Clinical trial design in the era of precision medicine. Genome Med 2022，14（1）：101.

42. Park JJH，Hsu G，Siden EG，et al.An overview of pre-cision oncology basket and umbrella trials for clinicians. CA Cancer J Clin 2020，70（2）：125-137.

43. Seymour L，Bogaerts J，Perrone A，et al.iRECIST：guidelines for response criteria for use in trials testing im-munotherapeutics. The Lancet Oncology 2017，18（3）：

e143-e152.

44. Horn L, Mansfield AS, Szczesna A, et al. First-Line Atezolizumab plus Chemotherapy in Extensive-Stage Small-Cell Lung Cancer. N Engl J Med 2018, 379 (23): 2220-2229.

45. Mok TSK, Wu Y-L, Kudaba I, et al. Pembrolizumab versus chemotherapy for previously untreated, PD-L1-expressing, locally advanced or metastatic non-small-cell lung cancer (KEYNOTE-042): a randomised, open-label, controlled, phase 3 trial. The Lancet 2019, 393 (10183): 1819-1830.

46. Altorki NK, McGraw TE, Borczuk AC, et al. Neoadjuvant durvalumab with or without stereotactic body radiotherapy in patients with early-stage non-small-cell lung cancer: a single-centre, randomised phase 2 trial. The Lancet Oncology 2021, 22 (6): 824-835.

47. Das S, Johnson DB. Immune-related adverse events and anti-tumor efficacy of immune checkpoint inhibitors. J Immunother Cancer 2019, 7 (1): 306.

48. Shemesh CS, Hsu JC, Hosseini I, et al. Personalized

Cancer Vaccines：Clinical Landscape，Challenges，and Opportunities. Mol Ther 2021，29（2）：555-570.

49.Wang S，Sun F，Huang H，et al.The Landscape of Cell and Gene Therapies for Solid Tumors. Cancer Cell 2021，39（1）：7-8.

50.刘霏霏，杨进波，王玉珠.口服抗肿瘤仿制药生物等效性研究的考虑要点.中国新药杂志，2021，30（10）：886-892..

51.郭瑞臣.抗肿瘤生物类似药的发展与临床应用.实用肿瘤杂志，2020，35（04）：310-313..

52.药物临床试验质量管理规范. In. Edited by 国家药品监督管理局，国家卫生健康委员会，vol. 2020-57：国家药品监督管理局；2020.

53.涉及人的生物医学研究伦理审查办法. In. Edited by 国家卫生和计划生育委员会；2016.

54.国家食品药品监督管理局：药物临床试验伦理审查工作指导原则. In. Edited by 国家食品药品监督管理局.北京；2010.

55. Helsinki WMADo：Ethical principles for medical research involving human subjects. 2013.

56. 中国抗癌协会医学伦理学专业委员会.肿瘤临床研究受试者知情同意共识（2021版）.癌症 2021，40（10）：413.

57. 高婧，杨悦.全球创新药物研发趋势分析.中国新药杂志，2015，24（24）：2764-2769.

58. 中华人民共和国国务院.人类遗传资源管理暂行条例（中国国务院令第717号）.2019.

59. 李伟国.大数据对国家秘密范围的挑战.保密科学技术，2019（06）：16-22.

60. 苏畅，徐玲燕，苏钰文.加强药物临床试验中人类遗传资源管理的思考.中国当代医药 2022，29（18）：141-144.

61. 王瓅珏，吴明凤，王丹蕾，等.加强对药物临床试验中人类遗传资源的管理.中国新药杂志 2018，27（11）：1299-1302.

62. 张允，陈奕霖，李秀红.人类遗传资源保藏活动管理研究——以北京友谊医院为例.中国科技资源导刊 2020，52（02）：17-21+40.

63. 胡爱珍，张雪，齐苗苗，等.人类遗传资源管理的现状与实践思考.中国医药生物技术 2021，16（06）：

556-558.

64. 姜敏，孙文雄，甘晨曦，等.中国药物临床试验机构人类遗传资源管理现状调研.中国临床药理学杂志 2020，36（22）：3865-3868.

65. 国家药品监督管理局.与抗肿瘤药物同步研发的原研伴随诊断试剂临床试验注册审查指导原则.2022.

66. 国家药监局药审中心.药物临床试验亚组分析指导原则.2020.

67. Reck M，Rodríguez-Abreu D，Robinson AG，et al. Pembrolizumab versus Chemotherapy for PD-L1-Positive Non-Small-Cell Lung Cancer. The New England journal of medicine 2016，375（19）：1823-1833.

68. 国家药品监督管理局药品审评中心.抗肿瘤药物临床试验统计学设计指导原则（试行）.2020

69. Yuan Y，Lee JJ，Hilsenbeck SG. Model-Assisted Designs for Early-Phase Clinical Trials：Simplicity Meets Superiority. JCO Precis Oncol. 2019；3：PO.19.00032.

70. Liu M，Wang SJ，Ji Y. The i3+3 design for phase I clinical trials. J Biopharm Stat. 2020；30（2）：294-304.

71. O'Quigley J，Pepe M，Fisher L. Continual reassessment

method：a practical design for phase 1 clinical trials in cancer. Biometrics. 1990；46（1）：33-48.

72.Goodman SN，Zahurak ML，Piantadosi S. Some practical improvements in the continual reassessment method for phase I studies. Stat Med. 1995；14（11）：1149-1161.

73.Babb J，Rogatko A，Zacks S. Cancer phase I clinical trials：efficient dose escalation with overdose control. Stat Med. 1998；17（10）：1103-1120.

74.Liu，S.，Yuan，Y. Bayesian optimal interval designs for phase I clinical trials. Appl Statist，2015，64（3）：507—523

75.刘晋，徐文华，周辰，等.抗肿瘤药Ⅰ期临床试验贝叶斯最优区间设计方法及其与3+3设计的比较.中国临床药理学杂志，2021，37（21）：2965-2968.

76.Zhou Y，Li R，Yan F，et al. A comparative study of Bayesian optimal interval（BOIN）design with interval 3+3（i3+3）design for phase I oncology dose-finding trials. Stat Biopharm Res. 2021；13（2）：147-155.

77.Yuan Y，Hess KR，Hilsenbeck SG，et al. Bayesian Optimal Interval Design：A Simple and Well-Performing Design for Phase I Oncology Trials. Clin Cancer Res. 2016；22（17）：4291-301.

78.Zhou H，Yuan Y，Nie L. Accuracy，Safety，and Reliability of Novel Phase I Trial Designs. Clin Cancer Res. 2018；24（18）：4357-4364.

79.Ji Y，Liu P，Li Y，Bekele BN. A modified toxicity probability interval method for dose-finding trials. Clin Trials. 2010；7（6）：653-663.

80.Guo W，Wang SJ，Yang S，et al. A Bayesian interval dose-finding design addressingOckham's razor：mTPI-2. Contemp Clin Trials. 2017；58：23-33.

81.郝肖迪，孙瑞华，沈庆，等.1期临床耐受性试验键盘设计方法.中南药学，2019，17（06）：851-854.

82.张红梅，孔胜男，王筱雯，等.抗肿瘤药物临床研究之得与失.医学与哲学 2018，39（12）：4-6.

83.Bumanlag IM，Jaoude JA，Rooney MK，et al. Exclusion of Older Adults from Cancer Clinical Trials：Review of the Literature and Future Recommendations. Seminars in radiation oncology 2022，32（2）：125-

134.

84. Parks RM，Holmes HM，Cheung KL.Current Challenges Faced by Cancer Clinical Trials in Addressing the Problem of Under-Representation of Older Adults：A Narrative Review. Oncology and therapy 2021，9（1）：55-67.

85. Hernandez-Torres C，Cheung WY，Kong S，et al. Accrual of older adults to cancer clinical trials led by the Canadian cancer trials group − Is trial design a barrier? Journal of geriatric oncology 2020，11（3）：455-462.

86. Habr D，McRoy L，Papadimitrakopoulou VA. Age Is Just a Number：Considerations for Older Adults in Cancer Clinical Trials. Journal of the National Cancer Institute 2021，113（11）：1460-1464.

87. O'Rourke K.New FDA guidance recommends increasing the number of older adults in cancer clinical trials：The guidance is intended to assist in evaluating cancer therapies in adults aged 65 years and older：The guidance is intended to assist in evaluating cancer therapies in adults aged 65 years and older. Cancer 2022，128（13）：

2397-2398.

88. 和龙，刘新琦，王玲，等. 中国儿童抗肿瘤药物临床试验的伦理问题探讨及实践. 中国医学伦理学 2020，33（2）：175-179.

89. Ni X，Li Z，Li X，et al. Socioeconomic inequalities in cancer incidence and access to health services among children and adolescents in China: a cross-sectional study. Lancet （London，England）2022，400（10357）：1020-1032.

90. 钟一鸣，张天义，郭文. 中美儿科临床试验管理的比较研究. 中国新药杂志 2021，30（14）：1302-1308.

91. 苏娜，田丽娟. 我国儿科药物临床试验数据分析及启示. 中国新药杂志 2021，30（2）：150-153.

92. 李丰杉，余勤. 儿童用药研发及儿科临床试验的国际发展和国内现状. 中国新药杂志 2020，29（17）：1933-1938.

93. Eisenhauer EA，Therasse P，Bogaerts J，et al. New response evaluation criteria in solid tumours: revised RECIST guideline （version 1.1）. European journal of cancer （Oxford，England；1990）2009，45（2）：228-

247.

94. Seymour L, Bogaerts J, Perrone A, et al. iRECIST: guidelines for response criteria for use in trials testing immunotherapeutics. Lancet Oncol 2017, 18 (3): e143-e152.

95. Cheson BD, Fisher RI, Barrington SF, et al. Recommendations for initial evaluation, staging, and response assessment of Hodgkin and non-Hodgkin lymphoma: the Lugano classification. Journal of clinical oncology: official journal of the American Society of Clinical Oncology 2014, 32 (27): 3059-3068.

96. Cheson BD, Ansell S, Schwartz L, et al. Refinement of the Lugano Classification lymphoma response criteria in the era of immunomodulatory therapy. Blood 2016, 128 (21): 2489-2496.

97. Wen PY, Macdonald DR, Reardon DA, et al. Updated response assessment criteria for high-grade gliomas: response assessment in neuro-oncology working group. Journal of clinical oncology: official journal of the American Society of Clinical Oncology 2010, 28 (11):

1963-1972.

98. Okada H，Weller M，Huang R，et al.Immunotherapy response assessment in neuro-oncology： a report of the RANO working group. Lancet Oncol 2015， 16 （15）： e534-e542.

99. Chukwueke UN，Wen PY. Use of the Response Assess-ment in Neuro-Oncology （RANO） criteria in clinical trials and clinical practice. CNS oncology 2019， 8 （1）： Cns28.

100. 国家药品监督管理局.国家卫生健康委关于发布药物临床试验质量管理规范的公告（2020年第57号）[EB/OL].北京：国家药品监督管理局，2020-04-26 [2021-12-25].

101. Russell JS， Colevas AD. Adverse event monitoring in oncology clinical trials. Clin Investig， 2013， 3 （12）： 1157-1165.

102. 刘龙，漆璐，王进，等.抗肿瘤药物临床试验中不良事件规范化判断的探讨[J].中国临床药理学杂志，2019，35 （4）： 396-398.

103. NATIONAL CANCER INSTITUTE. Common Terminolo-

gy Criteria for Adverse Events（CTCAE）version 5[EB/ OL]. U S Bethesda：U S Department of Health and Human Services，2017-11-27[2021 -12-21].

104. Venulet J. Aspects of standardization as applied to the assessment of drug-event associations. Drug Inf J，1984；18（3-4）：199-210.

105. 李博，高蕊，李睿，等 . 药物临床试验不良反应/不良事件关联性判定方法研究探讨 . 中国新药杂志，2014，23（12）：1465-1470.

106. Belhekar MN，Taur SR，Munshi RP. A study of agreement between the Naranjo algorithm and WHO-UMC criteria for causality assessment of adverse drug reactions. Indian J Pharmacol，2014，46（1）：117-120..

107. Karch FE，Lasagna L. Toward the operational identification of adverse drug reactions. Clin Pharmacol Ther，1977，21（3）：247-254..

108. Naranjo CA，Kwok MCO，Lanctot KL，et al. Enhanced differential diagnosis of anticonvulsant hypersensitivity reactions by an integrated Bayesian and biochemical approach. Clin Pharmacol Ther，1994，56

（5）：564-575.

109. Stephens MD. The diagnosis of adverse medical events associated with drug treatment. Adverse Drug React Acute Poisoning Rev, 1987, 6（1）: 1-35.

110. Mukherjee SD, Coombes ME, Levine M, et al. A qualitative study evaluating causality attribution for serious adverse events during early phase oncology clinical trials. Invest New Drugs, 2011, 29（5）: 1013-1020.

111. George GC, Barata PC, Campbell A, et al. Improving attribution of adverse events in oncology clinical trials. Cancer Treat Rev. 2019, 76: 33-40

112. EUROPEAN MEDICINES AGENCY. Guideline on the evaluation of anti-cancer medicinal products in man [EB/OL]. The Netherlands: European Medicines Agency, 2017-09-21[2021-12 -215].

113. Wagner LI, Zhao F, Hong F, et al. Anxiety and health-related quality of life among patients with low-tumor burden non-Hodgkin lymphoma randomly assigned to two different rituximab dosing regimens: results from ECOG trial E4402（RESORT）. J Clin On-

col. 2015；33（7）：740-748.

114.国家药品监督管理局.国家卫生健康委关于发布药物临床试验质量管理规范的公告（2020年第57号）.

115.国家药品监督管理局.临床试验数据现场核查要点公告（2017年第228号）.

116.ICH-E6（R2），ICH harmonized tripartite guideline. Guideline for Good Clinical Practice [EB/OL].（2016-11-09）.https：//database.ich.org/sites/default/files/E6_R2_Addendum.